Hipertensión Arterial

Múltiples recetas, suplementos, ejercicios, plantas medicinales y consejos recomendados por el Endocrinólogo

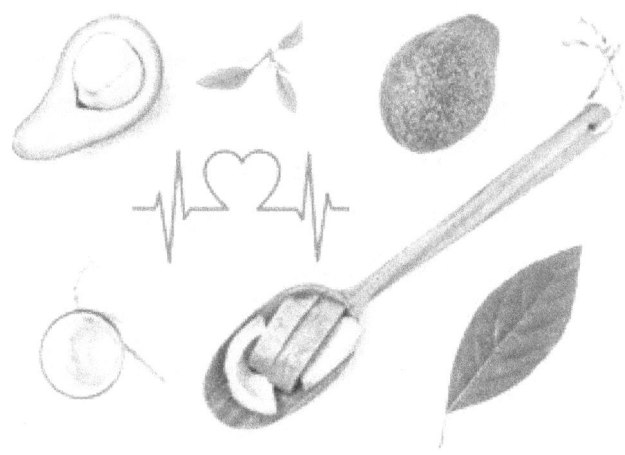

Mario Vega Carbó

Medicina Saludable 2022

A mis familiares originarios de Beniplixcar, España y de Manzanillo, Cuba.

A tío Manuel Carbó Calzada, ingeniero agrónomo y experto en plantas medicinales.

Y en especial a mi papá, Nicolás Vega Carrillo que siempre tiene un buen remedio natural para cada mal.

TABLA DE CONTENIDO

INTRODUCCIÓN 6
SECCIÓN 1. INFORMACIÓN PARA PRINCIPIANTES 9
CAPÍTULO 1. HIPERTENSIÓN ARTERIAL 10
Síntomas de hipertensión 12
Causas de la hipertensión y factores de riesgo 13
Hipertensión arterial secundaria 14
Consecuencias y complicaciones 14
Bases del tratamiento médico convencional 15
CAPITULO 2. RECETAS DE COCINA SALUDABLES 17
Dieta para la hipertensión 24
Desayunos 25
Merienda de media mañana 26
Almuerzo 27
Cena 36
CAPITULO 3. REMEDIOS CON PLANTAS MEDICINALES 43
CAPÍTULO 4. SUPLEMENTOS ALIMENTICIOS 60
CAPÍTULO 5. MEJORES RUTINAS DE EJERCICIOS 80
Programa de ejercicios ideales para pacientes hipertensos 85
CAPÍTULO 6. EDUCACIÓN PARA LA SALUD EN LA HIPERTENSIÓN ARTERIAL 95

Recomendaciones para tomar la presión en casa 96

Las emociones y la tensión arterial 98

¿Cómo afecta el estrés a su salud? 99

SECCIÓN 2. NIVEL AVANZADO 101

CAPÍTULO 7. HIPERTENSIÓN ARTERIAL 102

Hipertensión primaria 103

Hipertensión secundaria 105

Síntomas comunes 106

Consecuencias o complicaciones de la hipertensión arterial 106

Bases del tratamiento médico convencional 109

CAPÍTULO 8. RECETAS DE COCINA SALUDABLES 113

CAPÍTULO 9. REMEDIOS CON PLANTAS MEDICINALES 137

CAPÍTULO 10. SUPLEMENTOS 162

Suplemento de magnesio mejora tu estado de ánimo y tu presión arterial 162

Rejuvenece tu piel con Coenzima Q_{10} mientras combates la presión arterial sistólica elevada 168

Toma suplementos de potasio para eliminar el exceso de sal y prevenir los cálculos renales 173

Vitamina D, cuida tu salud ósea y previene la presión arterial alta 177

L- arginina el suplemento que mejora el rendimiento del ejercicio y la presión arterial 182

CAPÍTULO 11. RUTINAS DE EJERCICIOS PARA BAJAR LA PRESIÓN ARTERIAL ALTA 188

¿Cuándo preguntar a tu médico? 189

¿Cuánto ejercicio es necesario para la presión arterial alta? 190

¿Cuál es el mejor ejercicio para reducir la presión arterial alta? 190

Beneficios para la salud del ejercicio físico 191

Guía de entrenamiento para personas con presión arterial elevada 194

Ejemplo de programa de ejercicios para principiantes..............197

CAPÍTULO 12. EDUCACIÓN PARA LA SALUD DE LA PRESIÓN ARTERIAL 214

Consejos y recomendaciones generales para prevenir y tratar la presión arterial alta..214

SECCIÓN 3. LA OPINIÓN DEL EXPERTO 222

Parte 1. Alimentos y suplementos para bajar la presión alta de forma natural 223

Parte 2. Jugos naturales para bajar la presión alta.....................232

Parte 3. Remedios naturales para bajar la presión arterial 237

EPÍLOGO 244

REFERENCIAS BIBLIOGRÁFICAS 246

Sobre el autor 258

Otros Libros de Endocrinología 261

Presencia online..262

INTRODUCCIÓN

Las células de nuestro cuerpo trabajan de manera silenciosa y organizada, sin que se les de algún tipo de orden consciente, y comunican de manera sutil lo qué necesitan para seguir funcionando, por ejemplo, te indican que requieren de energía por medio del hambre o que es hora de hacer una pausa por medio del sueño. También, existen señales cuando algo no está funcionando de manera adecuada y normalmente se manifiestan con dolor, como la cefalea (dolor de cabeza), que es el primer indicativo de que hay algo molesto o que hay un exceso de tensión.

Muchas de estas señales son interpretadas como síntomas e indican un problema mayor, es decir, una enfermedad, pero en algunos casos las señales sutiles son muy silenciosas o inconexas y la persona no llega a comprender qué está sucediendo, por ejemplo, cuando aparece la hipertensión arterial.

Una persona con hipertensión puede sentir molestias ocasionales, pero el tiempo entre uno y otro síntoma es tan extenso que parece no tener conexión, así que es menor la oportunidad de detectarse en sus inicios. Así mismo, puede suceder que el cuerpo se ha adaptado paulatinamente a esta nueva condición y por esto la persona afirma sentirse bien y saludable, pero esto no elimina los riesgos asociados a esta afección.

La hipertensión es en la mayoría de los casos una condición "silenciosa" responsable de diversas complicaciones para la salud, tales como trombosis, ataques cerebrales e infartos, que pueden ser mortales, o dejar secuelas graves que limitan su funcionalidad.

Cerca del 25% de la población habitante en países industrializados sufre de hipertensión, siendo lo más alarmante de la situación que la mayoría desconoce el mal al que se enfrenta. Nada más en Estados Unidos se estima que cerca de 15 millones de personas no han sido diagnosticadas. Actualmente la hipertensión arterial es el factor de riesgo cardiovascular más prevalente en el mundo según datos de la *World Hypertension* League, que señala que más de un billón y medio de personas en todo el mundo la padecen.

En España, por otro lado, aproximadamente el 36% de los adultos de edad media reciben este diagnóstico en consulta y cerca del 65% de los adultos mayores ya están en tratamiento indefinido. Observando las estadísticas en el resto de países desarrollados encontramos que el 29% de la población Canadiense sufre de este problema, seguido por Corea y Estados Unidos con un 28%. Nueva Zelanada, Israel, Australia, Camboya y Tailandia continúan la lista pero mantienen márgenes inferiores al 35% y Portugal, Noruega y Finlandia se adelantan a todos con una prevalencia que supera este porcentaje.

Parece un poco pesimista ver como la población adulta se instaló una *bomba* con un cronómetro en retroceso y que es cuestión de tiempo antes de que aparezcan las enfermedades, sin embargo, gracias a la ciencia y a la medicina natural es posible controlar las patologías más comunes.

Este ebook de la colección **Medicina Saludable 2022,** representa una guía para el paciente diagnosticado con *Hipertensión arterial,* y si bien no pretende reemplazar el tratamiento indicado por un médico profesional, sí busca ofrecer algunas soluciones realistas que disminuirán el problema.

Espero que en las próximas páginas consigas instrucciones útiles para mantenerte alejado de los problemas cardiovasculares y herramientas para ser un adulto más saludable.

Hipertensión Arterial

SECCIÓN 1. INFORMACIÓN PARA PRINCIPIANTES

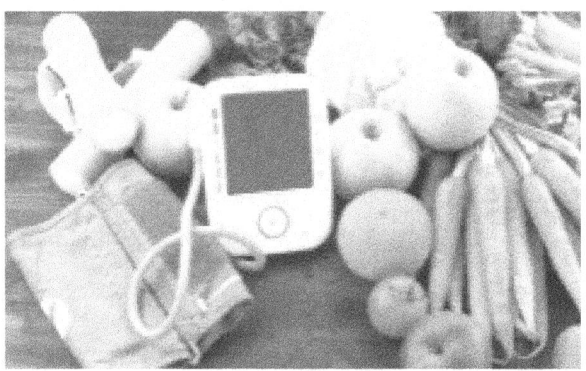

En la primera sección de este ebook encontrarás todos los conocimientos básicos en relación la presión arterial y sus mecanismos de regulación, así como también comentaremos cuáles son las causas de la hipertensión, los factores de riesgo, las formas de tratamiento convencional (fármacos), y en especial, el tratamiento adyuvante o complementar que es fundamental: dieta equilibrada y actividad física regular.

CAPÍTULO 1. HIPERTENSIÓN ARTERIAL

¿Qué es la hipertensión arterial?

Se dice que una persona sufre de hipertensión arterial cuando la fuerza que ejerce la sangre en las paredes de sus arterias es muy elevada, con el tiempo esta presión propicia la aparición de la enfermedad cardiaca. Es equivalente a cuando colocas tu dedo índice en el orificio de una manguera y el agua sale con una mayor presión. Esto mismo sucede en el interior de las arterias de una persona afectada y es el motivo por el cual se producen problemas de salud.

Naturalmente debe existir cierta presión en el aparato circulatorio, de otra manera, el corazón no podría bombear sangre y ésta no se desplazaría por tu cabeza y extremidades. Tu corazón bombea sangre a un ritmo constante y las arterias ofrecen cierta resistencia para mantener el flujo bajo control. La presión aumenta cuando el volumen de sangre es mayor y cuando hay más resistencia.

Un doctor determina la tensión de un paciente por medio de dos medidas expresadas en milímetros de mercurio (mm Hg). La primera se corresponde con la presión sistólica, que es la presión cuando el corazón late (se contrae) y la segunda es la presión diastólica, que es aquella que se da entre latidos (cuando el corazón se relaja).

Presión alta en adultos mayores

La presión arterial alta es frecuente en adultos mayores y no necesariamente indican el comienzo de una enfermedad cardiaca sino más bien una adaptación natural del organismo al deterioro producido por lo años.

Es por esto que la American College of Cardiology cambió la referencia de presión alta en adultos mayores por unos niveles un poco más elevados donde aún no supone un riesgo para la salud.

Así pues, un valor normal te presión es de 130 para el primer número y de 80 para el segundo (130/80) pero en un adulto mayor saludable podría ser ligeramente diferente.

Es necesario que un médico profesional evalúe al paciente y tenga en cuenta otros aspectos como condición física, edad, estilo de vida, medicamentos e incluso situaciones de estrés. Todo estos elementos determinan si amerita o no un tratamiento.

¿Es una afección hereditaria?

Según explica la revista Elsiever, (1) los factores que ocasionan la hipertensión arterial esencial aún son desconocidos a pesar de que se han llevado a cabo diversos estudios y se han hecho hallazgos importantes.

Hasta la fecha los estudios epidemiológicos evidencian que entre el 30 y 40% de la hipertensión en la población puede estar determinada genéticamente y que hay otros factores que pueden propiciar la afección.

Esta cifra tiene concordancia con la presión arterial descubierta en gemelos monocigotos (gemelos idénticos) y mellizos. Además, en otros estudios se ha demostrado una influencia que no solo obedece a los factores ambientales porque la prevalencia es mayor en hijos biológicos que en adoptados.

Aun así, no se puede atribuir solo a los genes la aparición de la afección, el sexo, la edad, ingesta de sal y masa corporal también influyen significativamente en esta y otras patologías.

Síntomas de hipertensión

Normalmente la hipertensión es una enfermedad silenciosa, es decir, no se aprecia físicamente hasta que se ha desarrollado un problema o la tensión se acerca a un nivel muy peligroso para el paciente.

Cuando una persona tiene la tensión alta puede tener dolor de cabeza, sangrado nasal, dificultad para respirar y mareo leve, algunas otras presentan rubor facial que alcanza las orejas.

Este último síntoma es el menos confiable ya que la piel de las mejillas pueden enrojecer por exposición prolongada al sol o al frío, fiebre, actividad física, intoxicación alimentaria, problemas en la piel e incluso por enojo o vergüenza.

La única manera de determinar hipertensión es por un examen médico y un seguimiento riguroso que abarca varios días. La presión debe evaluarse cada dos años luego de cumplir 18 y de manera anual después de los 40 o en caso de tener un antecedente familiar marcado.

Causas de la hipertensión y factores de riesgo

En el 95% de los casos de esta afección se denomina hipertensión arterial primaria o esencial, esto quiere decir que se desconoce cuál es su causa exacta y que puede estar vinculada a diversos motivos.

Los científicos han determinado algunos "factores de riesgo" que aumentan la probabilidad de padecerla pero en realidad nadie está exento o a salvo, por ejemplo:

Edad: Cuanto mayor es una persona es más posible que tenga la presión alta, esto se debe a que los vasos sanguíneos se debilitan con los años y pierden elasticidad.

Raza: Existe una mayor prevalencia en afroamericanos que en europeos y asiáticos.

Historial familiar: Si hay familiares que sufren de la presión es muy probable que sus hijos o nietos también lo padezcan.

Género: Los hombres son más propensos luego de los 55 años de edad, las mujeres luego de la menopausia gracias a los cambios hormonales experimentados en este periodo.

Malos hábitos: Fumar, el sedentarismo, beber alcohol en exceso y una alimentación no balanceada rica en grasas y sal aumentan las probabilidades de que te conviertas en un paciente hipertenso.

Otras condiciones de salud: La diabetes y la obesidad son dos factores de riesgo en el desarrollo de hipertensión. Este tipo de pacientes tienen más probabilidades de padecer la condición que una persona saludable.

Anticonceptivos orales: Si bien los anticonceptivos orales no afectan la tensión arterial de una mujer, cuando se combinan con las sustancias provenientes del cigarrillo sí pueden tener este efecto.

Emociones negativas constantes: Algunas emociones como el estrés y la ira, se vinculan con el aumento en la presión del cuerpo, sin embargo, aún falta información al respecto.

Hipertensión arterial secundaria

Cerca del 5% de los pacientes afectados sufre lo que se conoce como "hipertensión secundaria" y es básicamente cuando la presión elevada se debe a una enfermedad o condición de salud previa, por ejemplo:

- Problemas renales.
- Alteración en las glándulas tiroides.
- Tumores en las glándulas suprarrenales.
- Embarazo.
- Reacción a medicamentos.
- Acromegalia.

Consecuencias y complicaciones

La hipertensión arterial puede afectar al cuerpo de seis formas diferentes y de manera totalmente impredecible, por esto la persona afectada debe prestar atención a cualquier sensación que no haya experimentado antes.

Cuando hay más presión en las arterias el corazón se ve obligado a trabajar con mayor intensidad para poder bombear la sangre y como se trata de un músculo al que se le está exigiendo un trabajo adicional, eventualmente aumentará su tamaño.

Este aumento en el músculo cardiaco no implica una mayor fuerza, por el contrario, hay una pérdida en la capacidad de bombeo. Esto se conoce como insuficiencia hipertensiva.

La hipertensión ocasiona que las arterias que suministran sangre a los riñones disminuyan su irrigación pero también puede ocasionar que las células renales no funcionen de manera adecuada, dando lugar a la insuficiencia y a la necesidad de dializar el paciente.

De igual forma, una insuficiente irrigación en el cerebro puede producir infartos cerebrales pero una elevación abrupta podría terminar en la ruptura de una arteria y posterior derrame cerebral hemorrágico.

También podrían darse otras fallas menores, por ejemplo, impotencia en los hombres, alteraciones en la visión por rompimiento de los capilares y dolor en las piernas al caminar.

Bases del tratamiento médico convencional

El objetivo del tratamiento médico convencional es suministrar fármacos que influyen en los mecanismos de regulación de la tensión en el cuerpo. Desde luego, es posible que aparezcan algunos efectos secundarios pero estos serán evaluados por el doctor a cargo de tu caso.

En la mayoría de los países los medicamentos para la tensión se venden con un récipe o receta, donde también se especifica la dosis adecuada para el paciente. Los más utilizados son:

Bloqueadores de los canales de calcio: Ayudan a relajar los músculos de los vasos sanguíneos y a reducir la frecuencia cardiaca. Los más vendidos son amlodipina, tiazac y cardizem.

Diuréticos: Facilitan la eliminación de líquidos del cuerpo, normalmente son los que se usan en el principio del tratamiento.

Inhibidores de la enzima convertidora de angiotensina (IECA): inhiben la enzima que transforma angiotensina I en angiotensina II, un poderoso vasoconstrictor que aumenta la resistencia vascular.

Antagonistas de receptores de la angiotensina II (ARA-II): Relajan los vasos sanguíneos al bloquear la acción y no la formación, de una sustancia química natural que los estrecha.

Las dosis de los medicamentos se ajustan conforme el paciente evolucione, pero estas modificaciones solo pueden ser llevadas a cabo por un profesional de la salud.

CAPITULO 2. RECETAS DE COCINA SALUDABLES

Anteriormente vimos que la obesidad, la diabetes y malos hábitos como el tabaquismo y el consumo de alcohol en exceso aumentan las probabilidades de que una persona saludable padezca de hipertensión arterial.

De esta manera, un paciente con un diagnóstico reciente debe comenzar a mejorar su alimentación con el fin de mantenerse alejado de las dos enfermedades mencionadas anteriormente.

Una persona delgada y con niveles normales de azúcar en sangre también corre el riesgo de padecer tensión si su dieta es rica en algunos alimentos, esto se debe principalmente a los componentes activos que contienen y al alto contenido en cloruro de sodio, o sal de mesa.

Entonces, tenemos tres elementos que un paciente hipertenso debe evitar en su dieta: demasiado azúcar, grasas saturadas y sal en exceso, por el contrario, las frutas, verduras, legumbres y carnes blancas deben ser los protagonistas en sus comidas.

Algunos doctores indican a sus pacientes que es mejor que reduzcan o eliminen algunos otros alimentos porque de una u otra manera afectan la tensión arterial, incluso en personas saludables, por ejemplo:

- Cafeína
- Alcohol
- Alimentos procesados

- Carnes rojas

¿Es realmente cierto esto?, ¿Por qué algunas personas continúan comiendo de manera habitual y no enferman más? Son preguntas válidas y recurrentes en los consultorios, de hecho, no es sencillo responderlas todas por lo que la alternativa más confiable es evaluar qué dice la ciencia al respecto y es lo que haremos a continuación.

El consumo de sal y la hipertensión

La explicación formalmente aceptada es que el cloruro de sodio tiene la capacidad de aumentar la retención de líquidos en el organismo y por ende, hace que el volumen de la sangre sea mayor y genera más presión en las arterias.

Algunos otros estudios han analizado cómo la sal influye en todo el organismo y descubrieron que cuando esta sustancia se consume en exceso afecta el mecanismo en que el cerebro regula la tensión.

Ante grandes cantidades de sal que el cerebro no es capaz de equilibrar se libera *la hormona antidiurética*, también llamada *"vasopresina"*, que provoca el aumento de la presión y los síntomas que esto conlleva. Cuando se prolonga en el tiempo entonces la persona se convierte en un paciente hipertenso.

¿Qué dice la ciencia sobre el cloruro de sodio?

La sal de mesa es un condimento muy común y extendido en el mundo, es un ingrediente universal, para algunos es difícil imaginarse sus comidas sin ella, es por esto que se han dedicado tantos estudios para comprobar su relación con esta afección.

Las sociedades que consumen menos de 3gr e sal al día tienen una presión estable a lo largo de toda su vida, con menor riesgo para los adultos mayores sean hipertensos. En contraposición, los japoneses con un ingesta de 27 g diarios tienen una alta prevalencia y una mayor cantidad de hemorragias cerebrales.

Por otra parte, un análisis internacional (2) que incluyó a más de 10.000 personas ubicadas en distintas partes del mundo demostró que un aumento de solo 6 gramos de sal en la dieta diaria conlleva a una incremento de 10 y 6 mm Hg en la presión sistólica y diastólica.

Por otra parte, un estudio llevado a cabo por el Cardiovascular Diseases and Alimentary Comparison (3), demostró que la ingesta de sal aumenta la presión en los hombres sin importar su edad, pero que en las mujeres esta correlación aparece después de la menopausia, cuando la incidencia parece agudizarse más.

Finalmente hay una investigación llevada a cabo en personas que emigraban a países desarrollados (4) con un alto consumo de alimentos procesados y sodio, en tan solo unos meses ya había un incremento de 6-7 mmHg.

Parece que inevitablemente los pacientes hipertensos deben hacer una restricción en su consumo de sal de mesa, en realidad, esta es una recomendación que podría aplicarse a las personas saludables con el fin de evitar una posible enfermedad.

Cafeína y la presión arterial

El café es una bebida muy común en gran parte del mundo, de hecho, es uno de los primeros alimentos que se toman cuando inicia el día y a lo largo de una jornada laboral muchas personas ingieren más de dos tazas.

Los refrescos de cola, algunas variedades de té, el chocolate y el café contienen un alcaloide denominado "cafeína", que es capaz de estimular el sistema nervioso haciendo que quien lo ingiere se sienta más despierto y alerta. Esta misma sustancia puede afectar tu sistema circulatorio.

Se desconoce por qué las bebidas con cafeína ocasionan una subida repentina de la presión arterial, incluso en personas saludables y jóvenes. Algunos investigadores creen que puede deberse a que la sustancia bloquea una hormona que permite mantener las arterias abiertas.

Otros investigadores señalan que podría deberse a que la cafeína provoca que las glándulas suprarrenales liberen más adrenalina y como consecuencia de los cambios fisiológicos implicados, el ritmo cardiaco se acelera.

Lo cierto es que no todos los individuos reaccionan a la cafeína de la misma manera, de hecho, la tolerancia a este tipo de bebidas está determinada genéticamente y existen personas muy sensibles que sienten ansiedad con poco menos de una taza y quienes exceden las cinco raciones sin percibir cambios.

Por esto mismo, algunas personas que ingieren bebidas con cafeína regularmente tienen la presión más alta que aquellos que no las consumen. Todo depende del metabolismo de cada individuo.

Es posible comprobar por tu propia cuenta si la cafeína es un factor de riesgo en tu caso, solo debes tomarte la tensión antes de beber una taza de café, un refresco o un té y volver a hacerlo luego de 30 minutos o dos horas.

Si el resultado aumentó entre 5 y 10 puntos es muy probable que tu organismo sea sensible a la cafeína y sería recomendable reducir o eliminar su ingesta.

Alcohol: Por qué debes dejarlo

Una de las primeras restricciones que se le indican a un paciente hipertenso es que reduzca al mínimo o elimine por completo las bebidas alcohólicas y la gran mayoría se pregunta el por qué, durante la embriaguez no se experimenta malestar corporal, todo lo contrario, predomina una sensación de euforia y relajo.

El alcohol, a diferencia de la cafeína, no tiene un efecto tan inmediato en la presión arterial, más bien la afecta al cabo de algunas horas, cuando ya la persona ha dejado de lado una fiesta o reunión y ha retomado sus actividades cotidianas.

Un estudio clínico publicado en el año 2019 (5), en el que se incluyeron 32 ensayos controlados y 767 participantes, concluyó las bebidas alcohólicas aumentan constantemente la frecuencia cardíaca dentro de las 24 horas posteriores a su ingesta.

Para demostrarlo, se utilizaron a personas entre 18 y 96 años de edad con distintas condiciones de salud, la mayoría eran hombres en buenas condiciones físicas.

A algunos de los participantes se les dio un vaso de bebida y en un principio no mostraron ningún efecto en la presión arterial, sin embargo, al cabo de seis horas la frecuencia cardiaca aumentó.

Otro grupo ingirió una dosis moderada y en poco tiempo su presión disminuyó pero su frecuencia cardiaca aumentó en el transcurso de las seis horas siguientes.

Un grupo de participantes que bebieron dosis moderadas experimentaron una disminución en la presión arterial seis horas después de comenzar a beber y el efecto se prolongó hasta 12, transcurrido este tiempo hubo un aumento significativo.

Así pues los investigadores a cargo llegaron a la conclusión de que durante la ingesta de alcohol la presión arterial disminuye hasta por 12 horas y aumenta eventualmente, mientras que el ritmo cardiaco aumenta constantemente hasta 24 horas después de haber empezado a beber.

Carnes rojas, alta en grasas y una amenaza contra una presión arterial estable

Las carnes rojas, que se contraindican en personas con problemas de obesidad y colesterol, también figuran en los alimentos que un hipertenso debe evitar porque favorece la formación de placas y coágulos, que son dos elementos que obstaculizan el paso de la sangre.

Según una investigación presentada en las *Sesiones Científicas de Estilo de Vida y Salud Cardiovascular, Epidemiología y Prevención 2018*, las carnes rojas y blancas asadas a la parrilla pueden aumentar el riesgo de presión alta.

Los científicos analizaron diferentes métodos de cocción y cómo al ser ingerido el producto aumentaba la presión en las personas. Descubrieron que aquellos que comieron cualquier tipo de carne asada más de 15 veces al mes tenían un riesgo de hipertensión de 17% más alto que aquellos que lo hicieron entre 2 y 4.

De igual forma, aquellos que comían carne muy cocida tenían un riesgo 15% superior a aquellos que prefieren la carne en término medio. Esto puede deberse al estrés oxidativo que se genera con los productos alimenticios cuando se someten a altas temperaturas.

La presión arterial aumentaba en los participantes era mayor independiente del tipo de carne que consumieran, así que sospecharon de que las carnes cocidas a altas temperaturas liberan sustancias que aumentan la inflamación y resistencia a la insulina en el cuerpo. Esto afecta los vasos sanguíneos.

Los investigadores a cargo explican que aún hace falta información y análisis más a fondo de los resultados para poder hablar de un comportamiento general, explican que no se incluyó carne de cerdo y cordero, además de que se llevó a cabo en un grupo caucásico.

Alimentos procesados y lácteos enteros

Otro grupo alimenticio que se restringe a los pacientes hipertensos son los embutidos, ahumados, en conserva y encurtidos, pues se preparan con un alto contenido de sodio y pueden afectar a los riñones.

Los lácteos enteros, como la leche, el yogur y los quesos, son una buena fuente proteica, además de calcio y magnesio pero contienen muchas grasas saturadas y sal, que pueden aumentar la presión arterial.

Estos alimentos pueden reemplazarse por productos menos grasosos, más bajo en calorías y orgánicos. No es necesario que se eliminen por completo del menú.

Dieta para la hipertensión

La dieta de un paciente con hipertensión debe ser lo más natural posible, es decir, deben predominar las frutas, verduras, legumbres, el aceite de oliva extra virgen y las carnes blancas, como el pescado y el pollo.

También se recomiendan cinco comidas al día con raciones pequeñas, en lugar de dos o tres más copiosas, de esta manera se acelera el metabolismo y se favorece la digestión.

Desde luego, el consumo de sal debe restringirse o limitarse. Como norma general, los adultos a partir de los 50 años de edad no deben sobrepasar los 1,5 gramos de sodio al día, esto equivale a una cucharadita de café.

A continuación te damos a presentamos un menú que servirá como guía para que organices tus comidas semanales. Puedes hacer las modificaciones que creas convenientes, siempre recordando que algunos alimentos no favorecen tu condición.

Siempre que sea posible come en casa y prepara tu propia comida, los restaurantes y cadenas de comida por lo general tienen una receta estándar y dosis específicas para cada ingrediente, por lo que será difícil para ti encontrar algo con bajo contenido en sodio.

Desayunos

En los desayunos y en realidad, en la dieta en general, se recomienda tomar porciones de fruta fresca en lugar de productos en conserva o ya pelados y picados porque éstos últimos contienen aditivos y azúcar añadido que permite que se prolongue su vida útil, sin embargo, se pierden muchos nutrientes y fibra con este mecanismo.

Desayuno N°1:

1 taza de café o infusión con leche desnatada.

1 rebanada de pan salado humedecido con aceite de oliva extra virgen.

1 ración de fruta fresca.

Desayuno N° 2:

1 taza de leche desnatada.

1 taza de cereales de desayuno (integral)

1 ración de fruta fresca.

Desayuno N°3:

1 taza de café o infusión con leche desnatada.

1 rebanada de pan con mermelada baja en azúcar.

1 ración de fruta fresca.

Desayuno N°4:

150 ml de yogur natural desnatado.

100 gramos de compota de manzana.

3 galletas tipo María.

Desayuno N°5:

150 ml de yogur con fruta desnatado.

1 barra de cereales.

Desayuno N°6:

150 ml de yogur natural desnatado.

3 galletas integrales bajas en sodio

250 ml de zumo de naranja.

Merienda de media mañana
La media mañana es una comida pequeña que puedes hacer entre las 10:00 am y las 10:30, así llegarás con menos hambre al almuerzo y tu cuerpo se mantendrá activo evitando los ayunos prolongados.

Las ideas que te presentamos a continuación son muy sencillas y puedes llevarlas al trabajo o tenerlas listas en la nevera.

Media mañana N°1:

150 ml de yogur de fruta desnatado.

1 barrita de cereales.

Media mañana N°2:

150 ml de yogur de fruta desnatado.

50 gramos de nueces.

Media mañana N°3:

1 rebana de pan

50 gramos de queso fresco.

Media mañana N°4:

3 biscotes acompañados con queso desnatado.

250 ml de zumo de naranja.

Media mañana N°5:

150 ml de yogur de fruta desnatado.

3 galletas tipo María.

Media mañana N°6:

Café o infusión con leche desnatada.

1 barrita de cereales.

Almuerzo
Los almuerzos son una de las comidas más grandes del día, por ende, deben contener alimentos de varios grupos y suplir las necesidades de carbohidratos, proteína y grasas saludables.

A continuación te presentamos algunas recetas de almuerzos completos perfectos para un paciente con hipertensión arterial.

Almuerzo N°1: Pechuga de pollo a la naranja con patatas

Ingredientes:

1 pechuga de pollo rebanada

250 gramos de patatas

½ cebolla

1 naranja

1 pizca de pimienta negra molida

Aceite de oliva en cantidad necesaria

Preparación:

Pela, lava y pica la cebolla y las patatas en trozos pequeños y grandes respectivamente. También pica la pechuga de pollo en trozos más grandes del tamaño de un bocado.

En un sartén caliente coloca una cucharada de aceite de oliva y cocina el pollo hasta que esté dorado, luego agrega la cebolla, deja que se cristalice y agrega las patatas.

Mientras todo se cocina a fuego medio exprime el jugo de la naranja y agrega a la preparación, añade la pimienta y pon una tapa del tamaño del sartén. Deja que se cocina hasta que la carne del pollo y las patatas estén tiernas.

Sirve en un plato hondo incluyendo el jugo de la cocción, que no debe quedar grasoso porque solo se utilizó una cucharada de aceite.

Acompañantes: Una taza de espinaca con setas, una rebanada de pan y una porción de fruta de temporada.

Almuerzo N°2: Pasta con verduras

Ingredientes:

1 cebolla morada pequeña.

1 diente de ajo.

5 champiñones pequeños.

¼ pimentón rojo.

6 tomates cherry

½ calabacín pequeño o ¼ de calabacín grande.

6 hojas de espinaca

100 gramos de pasta

2 cucharadas de queso parmesano bajo en sal.

2 tazas de caldo de verduras (sin sal)

Aceite de oliva en cantidad necesaria

Pimienta negra

Un chorro de vino blanco seco

Preparación:

Lava y pica finamente el pimentón, la cebolla, el ajo y el calabacín, retira la cáscara de estos tres últimos. Las hojas de espinaca y los tomates se colocan enteros pero aun así deberás lavarlos muy bien con el resto de verduras, también podrías cortarlos a la mitad si así lo prefieres.

Limpia los champiñones con un paño húmedo, retirando la mayor cantidad de suciedad posible, luego pícalos en rebanadas. Lavarlos directamente con el agua del grifo podría echarlos a perder.

En un sartén caliente coloca una cucharada de aceite de oliva y cocina a fuego medio por cinco minutos el ajo y la cebolla. Agrega el pimentón y los champiñones, luego cocina por cinco minutos más.

Agrega los tomates, el calabacín y la espinaca, agrega pimiento, orégano y un chorrito de vinagre blanco. Mezcla todo muy bien y deja que se cocina algunos minutos para que se evapore el alcohol.

Cuando se reduzca la cantidad de líquido en el sartén agrega el caldo de verduras, espera a que comience a hervir y agrega la pasta. Cocina todo junto por 12 minutos o hasta que la pasta esté al dente.

En caso de que el caldo se evapore antes de que la pasta se cocine agrega un poco de agua o más caldo, si por el contrario observas que hay demasiado líquido aumenta la intensidad del fuego para que éste se evapore.

Sirve la pasta en un plato hondo y agrega el queso parmesano bajo en sal.

Acompañantes: Pechuga de pavo a la plancha, una rebanada de pan integral, una porción de fruta de temporada.

Almuerzo N°3: Mero al horno con patatas

Ingredientes:

½ cebolla

1 patata

300 gramos de mero

2 cucharadas de perejil

5 ml de aceite de oliva extra virgen

Preparación:

Lava, pela y pica en rebanadas finas las patatas y la cebolla, luego colócalas en una bandeja para horno previamente engrasada. En una taza pequeña tritura el ajo, agrega la pimienta y dos cucharadas de aceite de oliva, mezcla muy bien y esparce encima de las patatas. Cocina en el horno por 15 minutos a 200°C.

Mientras se cocinan las patatas lava el mero, retira la piel, el hueso central y córtalo en tajadas gruesas. Este pescado casi no tiene espinas por lo que no tomará mucho tiempo arreglarlo. Agrega un poco de pimienta y ajo molido.

Una vez que estén listas las patatas coloca el mero encima de ellas y deja hornear por cinco minutos cada lado, puedes saber que el pescado está listo porque adquiere un color blanco brillante.

Adereza con media cucharada de aceite de oliva, el perejil y sirve en un plato.

Acompañantes: Arroz con champiñones y espárragos, una rebana de pan, una porción de patilla.

Almuerzo N°4: Conejo con champiñones

Ingredientes

250 g de carne de conejo

125 g de champiñones

½ zanahoria.

1 diente de ajo pequeño

½ cebolla pequeña

1 pimentón rojo

50 g de tomate triturado (no utilices tomates en conserva ni salsa comercial)

125 ml de vino tinto

200 ml de caldo de carne (sin sal)

Tomillo, romero y pimienta al gusto

Aceite de oliva en cantidad necesaria

Preparación:

Lava la carne de conejo, retira las patas del cuerpo y córtalo en rodajas de 3 o 4 centímetros de grosor. Agrega una pizca de pimienta.

En un sartén caliente agrega una cucharada de aceite de oliva y sella la carne de conejo, es decir, cocínala el tiempo necesario para que tome un poco de color en la parte externa pero que se mantenga aun cruda en el interior. Retira el conejo y reserva.

En el mismo sartén agrega el ajo triturado, mientras tanto lava y pica la cebolla, la zanahoria y el pimentón, pícalos en cubitos pequeños. Agrega pimienta y cocina a fuego bajo mezclando muy bien todos los ingredientes con una cuchara de madera.

Limpia los champiñones con un paño húmedo y córtalos en rodajas finas, agrega al sartén y cocina por un par de minutos, agrega el tomate, las especias y deja que todo se cocine por 5 minutos más.

Agrega el vino, lleva el fuego al máximo y espera por un minuto más hasta que se evapore el alcohol. Introduce el conejo y mezcla todos los ingredientes. Cubre con el caldo de carne, pon una tapa del tamaño del sartén y cocina a fuego medio por 40 minutos o hasta que la carne esté tierna.

Acompañantes: Pisto de calabacín, una rebanada de pan integral y una porción de fruta de temporada.

Almuerzo N°5: Pez espada con limón y perejil

Ingredientes:

2 rodajas de pez espada

1 limón pequeño

1 diente de ajo

1 cucharada de perejil

Pimienta al gusto

¼ cucharada de azúcar morena

Aceite de oliva virgen en cantidad necesaria

Preparación:

Lava y exprime el jugo de medio limón, agrega una pizca de pimienta. Lava las rodajas de pescado y colócalas en una bandeja, agrega la mezcla anterior y deja macerando en la nevera por unos minutos.

La y lava los dientes de ajo, córtalos en trozos pequeños, haz lo mismo con el perejil. Agrega estos dos ingredientes en un mortero y tritúralos hasta que se forme una pasta uniforme de color verdosa, añade una pizca de pimienta.

Coloca la pasta en una taza pequeña, agrega el jugo de la otra mitad del limón, el orégano, el azúcar y una cucharada de aceite. Mezcla muy bien todo y reserva.

En un sartén agrega una cucharada de aceite de oliva, cocina el pescado hasta que quede bien cocido (sin quemar ni tostar), retira del fuego y sirve en un plato. Agrega la vinagreta preparada previamente mientras aún está caliente.

Acompañantes: Coliflor al ajoarriero, una rebana de pan y una porción de fruta de temporada.

Almuerzo N°6: Albóndigas de pollo con patatas

200 g de contramuslo de pollo

100 g de patatas

1 cebolla pequeña

20 g de pan integral rallado

1 diente de ajo

2 ramas de perejil fresco

2 huevos

2 cucharadas de harina

Pimienta negra al gusto

Aceite de oliva en cantidad necesaria

250 ml de caldo de pollo (sin sal)

1 cucharadita de azafrán

Preparación:

Coloca en el procesador de alimentos el pollo, el pan rallado y procesa hasta que se forme una masa homogénea. Reserva en un bowl pequeño.

Lava, pela y pica en trozos grandes media cebolla, el ajo y el perejil. Lava el vaso de la procesadora y agrega estos ingredientes junto con una piza de pimienta.

Agrega el pollo, un huevo y mezcla un poco para incorporar todos los ingredientes. Coloca la mezcla en un bowl y con las manos haz pequeñas bolitas, colócalas en una bandeja y luego espolvorea la harina por encima de ellas.

Calienta un sartén con dos cucharadas de aceite de oliva, coloca las albóndigas y deja que se cocinen a fuego medio. Cuando las saques, llévalas a una fuente con papel absorbente de cocina para retirar el exceso de aceite. También podrías hornearlas.

Coloca en la procesadora la otra mitad de la cebolla, el azafrán y una cucharadita de aceite, procesa y luego cocina en un sartén por 8 minutos a fuego medio. Mientras tanto, lava y pela las patatas, córtalas en rodajas finas y espolvorea con un poco de pimienta. Agrégalas al sartén y cocina con una cucharada de harina por un par de minutos, agrega el caldo y cocina a fuego lento.

Cuando las patatas estén tiernas agrega las albóndigas, agrega el perejil y cocina por 15 minutos a fuego bajo. Sirve inmediatamente.

Acompañantes: Judías verdes con tomate, una rebanada de pan integral y una porción de fruta de temporada.

Cena
Al igual que el almuerzo, la cena debe contener varios grupos alimenticios y debe suplir las necesidades de carbohidratos, proteína y grasa saludable, sin embargo, las preparaciones en la cena son más ligeras puesto que se prepara el cuerpo para el descanso.

Cena N°1: Ensalada verde a la huerta

Ingredientes:

¼ de lechuga escarola

¼ de lechuga iceberg

½ cebolla morada

½ pepino pequeño o ¼ pepino mediano

½ zanahoria

2 aceitunas negras

1 tomate mediano

Aceite de oliva en cantidad necesaria

Preparación:

Lava muy bien todos los ingredientes y retira las hojas dañadas de la lechuga. Corta todo en rebanas o en trozos pequeños y colócalos en una bowl o ensaladera.

Lava, pela y ralla la zanahoria, también podrías cortarla en rebanadas finas, haz lo mismo con el pepino y colócalos en la ensaladera.

Pela y lava la cebolla, córtala en julianas y si quieres disminuir la intensidad de su sabor déjala en vinagra blanco por unos minutos, escurre y agrega a los demás vegetales.

Por último, lava el tomate y córtalo en rodajas o en cubos. Agrega un poco de pimienta y media cucharadita de aceite de oliva.

Acompañante: Pasta con espinaca y una porción de fruta de temporada.

Cena N°2: Crema de lechuga con guisantes

½ lechuga

½ cebolla

½ puerro

25 gramos de espinacas

½ litro de agua

50 g de guisantes frescos

4 cucharadas de aceite de oliva

6 aceitunas negras sin hueso

Pimienta

Preparación:

Lava todas las verduras y córtalas en trozos grandes. En una olla caliente agrega una cucharada de aceite de oliva y poncha la cebolla hasta que se cristalice, agrega le lechuga, el puerro y las espinacas.

Cocina por un par de minutos y agrega el agua, agrega la pimienta y cocina por 20 minutos luego de que comience a hervir.

Transcurrido este tiempo deja que repose por 15 minutos y procesa en el vaso de la licuadora o utilizando un procesador de alimentos. Debes obtener una crema fina y de apariencia uniforme. Si está muy espesa puedes agregar agua o leche desnatada.

Para servir agrega a la crema las aceitunas picadas y los guisantes previamente lavados.

Acompañantes: Merluza a la plancha, una rebanada de pan integral y una porción de puré de manzana sin azúcar.

Cena N°3: Boquerones a la plancha

Ingredientes:

250 g de boquerones

½ limón

1 cucharada de perejil fresco

Aceite de oliva en la cantidad necesaria

Preparación:

Limpia los boquerones retirando las cabezas y las tripas. Pon a calentar la plancha a fuego medio y una vez que esté bien caliente agrega una cucharadita de aceite de oliva.

Coloca los boquerones y cocina por un lado hasta que esté bien dorado y la carne se vea tierna y bien cocida. Da la vuelta y repite el mismo proceso.

Sirve en un plato y agrega por encima el zumo de limón y el aceite de oliva, decora con el perejil fresco.

Acompañantes: Macarrones con tomate y una porción de fruta de temporada.

Cena N°4: Pavo a la plancha

Ingredientes:

1 pechuga de pavo

1 limón

Pimienta negra

Aceite de oliva en la cantidad necesaria

Preparación:

Lava la pechuga de pollo y con la ayuda de un cuchillo córtalas en rebanadas finas, si observas trozos de tejido graso retíralos.

Coloca las pechugas en un bowl y exprime el limón encima de ellas, agrega una pizca de pimienta y deja que se marine en la nevera por al menos 30 minutos. Puedes añadir las especias de tu agrado, por ejemplo, orégano, romero o tomillo.

Luego de este tiempo calienta la plancha y agrega una cucharadita de aceite de oliva y coloca la pechuga. Cocina durante algunos minutos cada cara, hasta que la carne esté tierna.

Añade unas gotitas de aceite de oliva a la plancha donde vayas a hacer las pechugas. Con un papel de cocina extiende bien el aceite y retira el exceso. Pon a calentar la plancha a fuego fuerte.

Acompañantes: Ensalada de aguacate, tomate y escarola, una rebanada de pan integral y una porción de fruta de temporada.

Cena N°5: Verduras a la plancha

Ingredientes:

½ Pimiento rojo

½ Pimiento verde

½ Cebolla

½ Zanahoria

½ Calabacín

1 Tomate

Aceite de oliva en la cantidad necesaria

Preparación:

Lava todas las verduras, si es necesario retira la concha y pícalas en tiras de aproximadamente 2 centímetros de grosor. Los tomates y la cebolla puedes cortarlos en rodajas.

Calienta una plancha y coloca una cucharadita de aceite de oliva, encima pon todas las verduras, agrega un poco de pimienta y deja que se cocinen por un lado, luego da la vuelta.

A los tomates puedes agregarle una pizca de orégano para que adquieran más sabor.

Una vez que estén cocidos retira del fuego y sirve en un plato con los acompañantes.

Acompañantes: Huevo revuelto con patatas, una rebana de pan integral y una porción de fruta de temporada.

Cena N°6: Pollo a la plancha

Ingredientes:

1 filete de pechuga de pollo

1 dientes ajo

½ limón

½ cucharadita de orégano y de perejil seco

Pimienta negra al gusto

1 cucharada aceite oliva

Preparación:

Lava muy bien el pollo y deja que se seque, mientras tanto exprime el jugo de limón y tritura los ajos, mezcla ambos ingredientes con las especias, el aceite y la pimienta.

Coloca el pollo en esta mezcla, deja que se marine por algunos minutos y coloca en una plancha caliente. Deja que se cocine muy bien por ambos lados.

Una vez que esté listo sirve en un plato junto con los acompañantes.

Acompañantes: Ensalada mixta, sopa de fideos y una porción de fruta de temporada.

CAPITULO 3. REMEDIOS CON PLANTAS MEDICINALES

Las plantas medicinales son plantas que se procesan de manera específica y se utilizan para prevenir o tratar una enfermedad. También pueden emplearse para aliviar síntomas, molestias derivadas de enfermedades crónicas, para perder peso o incluso calmar la ansiedad y el estrés.

Tratar una enfermedad por medio de plantas es una técnica muy antigua, de hecho, las primeras civilizaciones se encargaron de explorar, comparar y medir el efecto de consumir cierta planta en una molestia.

Los médicos de antaño trataban a sus pacientes principalmente de esta manera y hoy en día existen miles de personas dedicadas a la salud que recetan plantas en lugar de fármacos.

La gran mayoría considera que los doctores profesionales están en contra de las medicinas naturales, pero lo cierto es que algunos comparten la idea de que este tratamiento alternativo puede ser beneficioso para un paciente siempre que se tome en cuenta que la medicina con plantas no está tan comprobada ni regulada, como los medicamentos.

El ibuprofeno, metotrexato, prednisona, amlodipina, loratadina, leflunomida, azitromicina, betametasona y cualquier otro medicamento que se te ocurra debe cumplir con criterios muy exigentes antes de comercializarse y se fabrican siguiendo parámetros rigurosos con el fin de que no haga daño a quien lo consuma.

Es por esto que en la medicina tradicional una patología se trata exclusivamente con fármacos, porque son sustancias con un efecto medible y previsible. En cambio, la medicina con plantas no está sometida a un protocolo tan riguroso y podría ser o no efectivo para un paciente específico.

No por ser natural es totalmente seguro

Así como es común escuchar que la medicina con plantas y la medicina tradicional se oponen, es frecuente la creencia de que una sustancia natural no puede hacerte daño pero esto no es realmente cierto.

En la naturaleza hay sustancias químicas mortales, por ejemplo, el veneno de las serpientes y geckos de la amazona o las hojas de laurel rosa, que es muy atractivo visualmente y no sospecharías del daño que podría ocasionar.

Los productos naturales no son 100% seguros a menos de que se tomen de manera adecuada porque podrían afectar un órgano sensible, causar alergias, producir abortos, afectar al lactante, inducir insomnio, generar irritabilidad o interactuar con otros medicamentos y producir un efecto adverso.

Existen muchos remedios naturales que han sido probados científicamente y han demostrado muy buenos resultados, sin embargo, antes de tomar cualquier té o seguir la recomendación de un tercero es mejor que consultes con tu médico de cabecera.

En las próximas páginas te presentamos algunos remedios con plantas medicinales y las recetas de jugos naturales que sirven para regular la tensión arterial. Recuerda que no sustituyen el tratamiento convencional, son solo una herramienta complementaria para mejorar tu salud.

Remedio N° 1: Agua de ajo

El bulbo de la planta de ajo, es decir, la cabeza conformada por varios dientes que consigues en cualquier supermercado y se utiliza ampliamente en la cocina, se utiliza en la medicina natural para tratar diversas afecciones, incluso cutáneas.

El agua de ajo ayuda a regular la tensión arterial porque tienen la capacidad de estimular la producción de óxido nítrico en el cuerpo, que es un gas con acción vasodilatadora, que facilita el paso de la sangre y disminuye la presión ejercida en el músculo cardiaco.

También se considera que el ajo es bueno para salud en general por su alto contenido en antioxidantes y porque cuenta con sustancias que protegen los vasos sanguíneos, impidiendo el desarrollo de arterosclerosis.

Ingredientes

1 diente de ajo crudo

100 ml de agua.

Preparación

Retira la cáscara del ajo y tritúralo con la ayuda de un tenedor o un mortero, luego colócalo en un vaso y agrega el agua. Deja reposar durante 6 u 8 horas y al cabo de este tiempo bébelo.

Puedes hacer la preparación en la noche y tomarlo cuando despiertes, antes de desayunar o bien hacer un litro y tomarlo a lo largo del día en varias dosis.

Si no tienes la costumbre de comer ajo en las comidas podrías incorporarlo como parte de las especias que utilizas en carnes, sopas y guisos. En caso de que el sabor te parezca desagradable intenta triturarlo muy bien y agrega otros ingredientes que disimulen el sabor.

Contraindicaciones: Hasta el momento no hay estudios que demuestren que hay un efecto adverso por consumir ajo. Solo se presentarán molestias en una persona intolerante a este ingrediente que previamente haya tenido una experiencia negativa.

Remedio N°2: Té de alpiste

El alpiste es una semilla pequeña que normalmente se utiliza como alimento para las aves que viven en cautiverio, como los canarios y pichones. Difícilmente sospecharías que es un excelente aliado para combatir la hipertensión.

Según un estudio llevado a cabo por la Universidad Federal de Sao Paulo, en Brasil (6), descubrió que el efecto del alpiste es similar al de los medicamentos alópatas para regular la presión, que normalmente se toman todos los días de forma permanente.

El experimento fue llevado a cabo en ratones hipertensos, ratones adultos saludable y ratones jóvenes, en los tres se utilizó un extracto de esta semilla para controlar la tensión arterial. El proceso para obtener el extracto fue muy similar al que se utiliza en las casas para hacer té.

Al cabo de 60 días los científicos observaron que al utilizar 400mg de alpiste por cada kilogramo del peso de los ratones su presión arterial disminuyó en 27 mmHg como medida promedio.

También se realizó otra prueba en la que los ratones consumieron el extracto por 30 días, es decir, la mitad del tiempo y 30 días después de que se retiró la dosis su presión arterial volvió a aumentar.

En otras palabras, el alpiste funcionó de manera similar a los medicamentos alópatas. Los ratones experimentaron una disminución de 18% en la presión luego de 30 días y en los roedores hipertensos el descenso fue de 25%. Ninguno de los animales utilizados en el experimento mostró síntomas de toxicidad, problemas renales ni dificultad para crecer.

La explicación de los investigadores es que estas semillas son ricas en triptófano, un aminoácido esencial que se vincula con la relajación de los vasos sanguíneos y con la disminución de la presión arterial cuando se transforma en cuando se transforma en quinurenina por la enzima indolamina 2,3-dioxigenasa.

En este proceso también se genera óxido de nitrógeno, que es una sustancia que tienen propiedades vasodilatadoras y que contribuye por esto mismo a mantener baja la tensión.

Ingredientes

1 cucharada sopera de semillas de alpiste

1 rama de canela

2 tazas de agua

Preparación

Pon una cacerola con el agua a fuego medio, cuando comience a hervir agrega el alpiste y la rama de canelo, deja que se cocine por cinco minutos, apagar el fuego y deja reposar por 10 minutos más.

Luego pasa el líquido por un colador y bébela inmediatamente. Puedes tomar entre 2 y 3 tazas de este té al día.

Remedio N°3: Té de flor de Jamaica

La flor de Jamaica se conoce también como hibisco y es una planta de color rojo intenso y oscuro que se utiliza para hacer bebidas frías o calientes. En algunas partes del mundo se bebe frecuentemente para aliviar el calor o como acompañante de las comidas principales.

Esta pequeña flor es popular en las dietas para bajar de peso pero tiene otros efectos importantes, por ejemplo, si se toma con frecuencia ayuda a reducir la presión arterial.

El tejido de la flor está repleto de antocianinas que son flavonoides que contribuyen en el proceso natural que regula la tensión e el cuerpo.

Para mejores resultados deben utilizarse los cálices más oscuros de la flor, es decir, la estructura que conecta los pétalos con rama, esta es la parte que contiene más antocianinas al igual que los pétalos de un color más intenso.

Ingredientes

2 gramos de flor de Jamaica

1 taza de agua

Preparación

Coloca el agua en una cacerola y llévala a fuego medio hasta que alcance el punto de ebullición, agrega las flores, deja que se cocine por un par de minutos y retira del fuego. Permite que repose entre 5 y 10 minutos.

Antes de servir pasa el líquido por un colador o retira los pétalos con la ayuda de una cuchara. El sabor de la flor de Jamaica puede ser un poco amargo por lo que algunas personas agregan media cucharadita de miel de abeja.

Bebe entre una y dos tazas al día, manteniendo un periodo de tiempo no inferior a ocho horas entre cada dosis.

Contraindicaciones: No hay estudios que demuestren que la flor de Jamaica pueda resultar tóxica o perjudicial, sin embargo, se recomienda no exceder los 6 gramos diarios.

Remedio N°4: Té de hojas de olivo

El olivo es un pequeño árbol de tronco grueso y follaje frondoso que crece principalmente en el mediterráneo, donde predominan los inviernos templados y veranos calurosos.

Parece que un té hecho con las hojas de este árbol puede ayudar a los pacientes hipertensos a controlar sus niveles de presión arterial gracias a una sustancia denominada "oleuropeósido", que también se encuentra en el fruto y en el aceite pero en cantidades más bajas.

El efecto hipotensor de la sustancia actúa de tres formas diferentes, en primer lugar realiza una acción vasodilatadora, luego inhibe la enzima convertidora de angiotensina y disminuye la frecuencia cardiaca.

Otras sustancias presentes en el olivo tienen una capacidad de disminuir la frecuencia cardiaca comparable con la de los fármacos beta-adrenérgicos como el propranolol.

Así pues, es uno de los remedios más utilizados en la región mediterránea y uno de los que da mejores resultados. También se emplea como relajante porque ayuda a controlar los síntomas de ansiedad.

Ingredientes

3 cucharadas de hojas de olivo secas y procesadas

125 ml de agua

Preparación

En una cacerola pon el agua a fuego medio hasta que alcance el punto de ebullición, luego agrega las hojas de olivo, retira del fuego y deja que repose entre 10 y 15 minutos.

Antes de beber pasa el líquido por un colador. Se recomiendan entre 3 y 4 dosis al día.

Contraindicaciones: Por lo general, las hojas de olivo son bastante seguras siempre que no se exceda las dosis recomendadas. En algunas personas podría presentarse dolor de cabeza, dolor muscular, erupciones en la piel y diarrea por lo tanto, se debe suspender su uso.

No hay suficiente información sobre cómo podría afectar la composición química e la hoja a una madre embarazada y al bebé por lo que lo mejor es la abstinencia.

Remedio N°5: Té de valeriana

La valeriana es una raíz que normalmente se utiliza para calmar la ansiedad y el estrés, pero que también puede ayudar a mejorar la circulación sanguínea.

Las sustancias químicas presentes en la valeriana actúan directamente en el neurotransmisor GABA, que inhibe las funciones del sistema nervioso y ralentiza la actividad cerebral.

Es por esto que resulta muy efectivo en personas con insomnio, ansiedad, estrés y depresión, sin embargo, es un remedio que puede estar sujeto a varios riesgos.

Ingredientes

5 gramos de raíz de valeriana

250 ml de agua

Preparación

En una cacerola coloca el agua a fuego medio, espera a que alcance el punto de ebullición, agrega la raíz de valeriana y retira del calor, deja que repose entre 5 y 10 minutos.

Antes de beber pasa el líquido por un colador. No excedas las 3 tazas diarias. En algunas personas podría causar somnolencia por lo que se recomienda tomar solo por la noche antes de dormir.

Contraindicaciones: La valeriana debe evitarse si el paciente toma medicamentos sedantes o antiepilépticos porque podría aumentar su efecto y multiplicar exponencialmente las probabilidades de tener efectos adversos.

Tampoco debe combinarse con antidepresivos de venta libre o restringida, ni con alcohol, porque la persona podría experimentar una fuerte somnolencia.

Es preferible que las mujeres embarazadas y en periodo de lactancia eviten tomar valeriana y en su lugar utilicen otro tipo de remedio más suave, como un té de melisa. Si se va a ofrecer a niños debe probarse con otro medicamento recetado por un pediatra.

Uno de los efectos secundarios de la valeriana es que induce un estado de somnolencia por lo que no se recomienda cuando se va a conducir por largos periodos de tiempo o cuando se van a realizar actividades intensas, como trabajar, estudiar o asistir a clase ya que podría afectar la concentración.

Remedio N°6: Té de cola de caballo

La cola de caballo es una planta que a simple vista nos recuerda la cola peluda los equinos, a esto debe su particular nombre difícil de olvidar. Su atractivo gira en torno principalmente a su composición química, que tienen múltiples beneficios para diversos aspectos de la salud.

En primer lugar, contiene fitonutrientes como taninos y flavonoides, además, de potasio, sílice y vitamina C, sustancias que favorecen el sistema inmunológico, intervienen en el funcionamiento de algunos órganos, en la transmisión de información entre los nervios y en la contracción muscular.

La cola de caballo se recolecta durante el otoño, luego se cuelgan y se deja secar para ser procesada en un producto más fino a partir del cual se elaborarán cremas, lociones corporales, cápsulas y jarabes.

El té de cola de caballo puede ser un potente diurético, es decir, aumentará la micción de una persona y eliminará los líquidos acumulados, por esto, se utiliza también para perder peso, disminuir la inflamación en las piernas y para controlar la presión arterial, sin embargo, no todos los pacientes reaccionan de la misma manera y en algunos puede haber efectos adversos.

Ingredientes

2 a 3 cucharadas de hojas de cola de caballo secas

500 ml de agua

Preparación

En una cacerola coloca el agua a fuego medio y cuando comience a hervir agrega las hojas de cola de caballo, deja reposar entre 5 y 10 minutos y pasa por un colador antes de beber.

Se recomienda tomar entre 2 y 3 dosis diarias por un periodo de tiempo no mayor a 1 semana porque al inducir la micción la persona puede perder cantidades importantes de minerales y deshidratarse, sobre todo si es un adulto mayor o se tiene un estilo de vida muy activo.

Contraindicaciones: Este remedio no se recomienda en pacientes con gastritis porque algunos de los componentes de la cola de caballo pueden causar irritación en las mucosas del estómago, también debe evitarse en personas con problemas cardiacos o niveles bajos de potasio en la sangre (hipopotasemia).

Las mujeres embarazas o en periodo de lactancia, al igual que los niños y jóvenes deben evitar la cola de caballo porque no hay suficiente evidencia que demuestre que es seguro en estos casos.

Remedio N°7: Té rooibos

El té de rooibos es una bebida caliente que se elabora a partir de las hojas de un pequeño arbusto africano denominado por la comunidad científica como Aspalathuslinearis. Para obtener el producto normalmente se fermentan las hojas sin tallo, pero algunas preparaciones no implican este proceso.

Actualmente el té de rooibos es muy popular por su alto contenido en zinc, magnesio, calcio y manganeso, además de antioxidantes, que reducen el estrés oxidativo que aumenta la presión arterial en el organismo.

Ingredientes

2,5 gramos de té rooibos

200 ml de agua

Preparación

Coloca el agua en una olla o tetera y cuando alcance el punto de ebullición agrega el té de rooibos, luego retira del fuego y deja que repose 10 minutos, cuela y bebe inmediatamente. No deben superarse las 2 tazas al día.

Contraindicaciones: El té de rooibos es bastante seguro siempre y cuando se beba con moderación y se sigan las instrucciones antes descritas.

No hay investigaciones donde se demuestre que puede resultar nocivo para la salud, sin embargo, a largo plazo podría ocasionar un aumento de las enzimas hepáticas o generar interacciones con algunos medicamentos fuertes, como los utilizados en pacientes oncológicos.

Algunos componentes del té pueden tener actividad estrogénica, esto puede estimular la producción de las hormonas femeninas así que debe evitarse en mujeres con cáncer de mama o de útero.

Remedio N°8: Jugo de limón y coco

No hay suficiente evidencia médica y científica que demuestren que el jugo de limón puede actuar como un regulador efectivo de la presión arterial, de hecho, las propiedades químicas de esta fruta difícilmente podrían intervenir en estos complejos procesos, sin embargo, puede ayudar con otros problemas relacionados.

El jugo de limón y el de coco tienen un efecto diurético, es decir, una vez que se ingieren aumentan la micción y por ende la eliminación de líquidos retenidos en el cuerpo. Como ya hemos visto antes, la retención de líquidos aumenta el volumen de la sangre y aumenta la presión.

Por otra parte, el limón tiene la capacidad de ayudar a disminuir la grasa que se acumula en el cuerpo, por lo que puede ser útil para evitar la formación de placa en las arterias que obstruyan más adelante el flujo sanguíneo.

Ingredientes

3 limones

200 ml de agua de coco

Preparación

Lava muy bien los limones, córtalos a la mitad y extrae la mayor cantidad de jugo posible, seguidamente mezcla con el agua de coco y bebe. Se recomienda 1 vez al día y por un periodo de tiempo inferior a una semana, luego de varios días puede repetirse.

Contraindicaciones: Como se trata de una bebida diurética no debe abusarse de su consumo para evitar la deshidratación y la pérdida de minerales por medio de la orina. El jugo de limón podría irritar las mucosas del estómago generando acidez.

Remedio N°9: Jugo de arándano azul

El arándano azul, al igual que varios frutos de color rojo, es bastante conocido porque contienen una gran cantidad de antioxidantes que previenen el deterioro y daño celular asociado con el cáncer, enfermedades crónicas y envejecimiento precoz, pero recientemente se descubrió que también puede ayudar a controlar la presión arterial.

Según un estudio llevado a cabo en Estados Unidos (7) comer arándanos azules diariamente reduce la presión arterial en mujeres que alcanzaron la menopausia y están en riesgo de problemas cardiovasculares.

Durante la investigación las participantes comieron arándanos criodeshidratados por dos meses y al cabo de este tiempo los valores de la presión disminuyeron significativamente, además, los niveles de ácido nítrico, una sustancia que dilata las arterias, también fueron muy buenos.

A las participantes, que eran hipertensas o pre-hipertensas, se les midió la tensión y se determinó la rigidez de sus arterias al inicio del experimento, luego cuatro semanas después y por último alrededor de la semana ocho.

Aquellas mujeres que siguieron la dieta con arándanos experimentaron un descenso de 5-6% en la presión y un aumento de casi 68% en el nivel de ácido nítrico sanguíneo, en otras palabras, sus arterias estaban más flexibles en comparación a dos meses atrás y esto, disminuye la tensión.

Por esto los investigadores a cargo concluyeron que los arándanos son una herramienta útil y poco riesgosa para los pacientes hipertensos, sin embargo, no deben dejarse de lado los medicamentos porque se trata de una medida complementaria y no de una cura definitiva.

Ingredientes

1 taza de arándanos azules

½ vaso de agua

½ limón

Preparación

Lava los arándanos y el limón, exprime el jugo de este último y mezcla ambos ingredientes en una licuadora hasta obtener una mezcla homogénea. Bebe este jugo una o dos veces al día. También puedes comer una o dos raciones de la fruta sola o acompañada de otras frutas frescas, no de conserva.

Remedio N°10: Jugo de uva

Otro jugo natural que tiene un buen efecto sobre la tensión y sobre la salud en general es el jugo de una natural, por supuesto, sin fermentación ni dosis de alcohol agregadas porque se obtendría el efecto contrario.

En una investigación llevada a cabo en Chicago (8), se le pidió a 80 hombres con edades comprendidas entre 45 y 70 años que tomaran por 12 semanas 12 onzas de jugo de uva diariamente, a un segundo grupo de hombres se les pidió que tomaran una bebida placebo idéntica en apariencia y sabor, pero totalmente sintética.

Al cabo de 12 semanas 19 hombres que tomaron el jugo natural tuvieron una reducción significativa en la presión sistólica y diastólica, me media general de 5 puntos en cada caso.

Dos estudios previos ya habían estudiado la influencia del jugo de uvas de la variedad Concord (9) descubriendo que mejoran la flexibilidad de las arterias y por ende disminuyen la presión. Y una investigación sobre las uvas negras indicó que inhiben la tendencia de la sangre a coagularse y a la oxidación del LDL.

Ingredientes

1 taza de melón

1 taza de uvas

4 hojas de hierbabuena

Preparación

Lava las frutas, retira la cáscara del melón y las semillas de ambos ingredientes. Coloca todo en una licuadora y procesa hasta obtener una mezcla homogénea. Bebe inmediatamente.

CAPÍTULO 4. SUPLEMENTOS ALIMENTICIOS

El cuerpo humano funciona mediante un sinfín de sustancias orgánicas e inorgánicas que las células utilizan constantemente en todos los procesos que realizan. Algunos de estos elementos son producidos por el organismo, por ejemplo, algunos aminoácidos, pero otros no son fabricados en casa y deben obtenerse por medio de la alimentación.

Una alimentación balanceada es la clave para que no existan déficits ni excesos en el equilibrio bioquímico del cuerpo, en otras palabras, es la única manera en que lograremos estar saludables.

Los alimentos se clasifican según su composición química en distintos grupos, como carbohidratos, proteína y grasas, que son macronutrientes esenciales para obtener energía, construir músculo y fabricar hormonas, pero además están los micronutrientes, que son los minerales y vitaminas y cumplen funciones muy específicas.

La vitamina C, por ejemplo, refuerza el sistema inmunológico y con esto se disminuyen las probabilidades de que un patógeno viral o bacteriano prolifere en el cuerpo y genere una enfermedad.

Estas funciones específicas que realizan las vitaminas y minerales son indispensables para mantener a un individuo vivo, por lo tanto, requieren de una atención especial.

Es probable que si hay una carencia de algún micronutriente, ya sea por una enfermedad o por mala alimentación, tu médico recete algún suplemento alimenticio por cierto tiempo pero luego deberá ser retirado y deberás obtenerlo de tu dieta diaria.

¿Qué son los suplementos alimenticios?

Los suplementos alimenticios son preparaciones que normalmente contienen vitaminas y minerales, pero en algunos casos también pueden contener aminoácidos y enzimas.

El objetivo de un suplemento es cubrir una necesidad específica, por lo tanto, se prescriben ante una carencia alimenticia por parte del paciente y en casos donde su cuerpo sea incapaz de absorber la sustancia por una patología o por el efecto secundario de un medicamento.

A nivel comercial los suplementos se venden como cápsulas, perlas, tabletas comprimidas, líquidos o polvos para bebidas. Es muy posible que alguna vez hayas tomado algún suplemento en algún momento de tu vida.

En los últimos años la ciencia se ha dedicado a estudiar si tomar suplementos alimenticios ayuda a prevenir, tratar y mejorar algunas patologías y en algunos ensayos se han obtenido buenos resultados.

También se ha probado con suplementos hechos a base de plantas medicinales y en algunos casos los resultados han sido buenos o muy buenos, pero también se han observado algunos efectos adversos.

Beneficios de tomar suplementos

Cuando los suplementos se toman bajo la supervisión de un profesional hay una serie de beneficios, a continuación te nombramos algunos de ellos:

- Se cubren los requerimientos diarios fácilmente.
- Se previenen algunas enfermedades.
- Mejoran condiciones como la anemia.

Los suplementos alimenticios no pueden sustituir una alimentación balanceada, más bien funcionan como complemento. Tampoco pueden sustituir a los medicamentos recetados para una patología específica.

Es imposible afirmar que un suplemento alivia el dolor o cura una enfermedad, estas sustancias solo permiten que el cuerpo funcione de manera correcta y que se lleven a cabo de manera más eficiente todos los procesos, por esto podrían "ayudar" a combatir un resfriado, una enfermedad degenerativa o a perder peso, por ejemplo.

Riesgos asociados a la ingesta de suplementos

Los suplementos alimenticios pueden resultar riesgosos para la salud, al igual que los medicamentos y los remedios con plantas medicinales si no se toman de manera adecuada y precavida.

El uso de suplementos podría resultar peligroso si:

- Interactúan con otros medicamentos e inhiben su función o la combinación de ambos forma sustancias nocivas.
- Tomas demasiados suplementos al mismo tiempo.
- Excedes las dosis recomendadas.

- Se toman durante el embarazo o en periodo de lactancia.
- Se suministran a niños pequeños.
- Se consumen antes de una intervención quirúrgica.
- Se combinan con alcohol, drogas o cigarrillo.

Es por esto que antes de comenzar con una suplementación debe consultarse con un médico profesional y en caso de que exista una enfermedad previa, entonces debe consultarse con el médico especialista que lleva el control de tu caso.

¿Quién regula los suplementos alimenticios?

Los suplementos alimenticios no están regulados por la Food and Drug Administration (FDA), es decir, este organismo no está autorizado de revisar si son seguros para el consumo humano y verdaderamente eficaces.

Así pues, la responsabilidad cae enteramente sobre los fabricantes y distribuidores por lo que la tarea de conseguir un producto de gran calidad se torna una tarea un poco complicada.

Algunas empresas sí cumplen con los estándares de calidad en sus procesos de producción y garantizan un producto libre de impureza y contaminantes, con sustancias que no han sido adulteradas, sin embargo, algunas otras compañías no cumplen con las normas de manufactura del país.

Si se agrega un nuevo componente a un suplemento debe notificarse a la FDA antes de su comercialización, este informe se revisará pero no se podrá confirmar su eficacia.

En caso de que se presente algún efecto adverso y se notifica a la FDA el producto será retirado del mercado siempre y cuando se descubra que es inseguro, engañoso o que la empresa no cumple con los requerimientos de calidad.

Antes de elegir un suplemento infórmate sobre la marca, conversa con personas que ya lo hayan probado, compara con otros productos y consulta con tu médico. También puedes llamar a la empresa para solicitar información e investigar en internet la opinión de otros consumidores y su experiencia.

¿Cómo usar de manera segura un suplemento?

Si tu médico ha aprobado el uso de un suplemento pregúntale qué marca recomienda y por qué, de esta manera evitarás una compra errónea y un uso peligroso.

Estas son algunas recomendaciones para elegir el suplemento adecuado:

- Presta atención a la publicidad hecha para el producto, si tienen palabras como "milagroso", "fácil", "cura mágica" y "rápido" es muy probable que no cumpla con su promesa. Recuerda que los suplementos no curan.
- Si tomas medicamentos investiga con qué sustancias pueden generar efectos adversos.
- Compra productos de empresas certificadas por institutos reconocidos y confiables, de esta manera se garantiza su calidad.
- No creas en todos los testimonios, consulta con personas serias que hayan probado el suplemento y te brinden una opinión realista y objetiva.

- Evita los suplementos en niños ni en personas adultas mayores a 65 años a menos de que un profesional lo indique.
- No utilices suplementos si está embarazada o en periodo de lactancia porque llegarán por medio del cordón umbilical o la leche materna al bebé.
- Evítalos si próximamente tendrás una intervención quirúrgica, si consumes alcohol, cigarrillos o drogas frecuentemente.
- Si realizas compras por internet asegúrate de comprar directamente con la empresa fabricante o con una empresa distribuidora autorizada.

Vitaminas que intervienen en el control de la presión arterial

La hipertensión arterial puede prevenirse con una intervención nutricional, ofreciendo al cuerpo una alimentación saludable y cubriendo las necesidades diarias de un adulto promedio, el paciente puede vivir tal y como lo hacía anteriormente, desde luego, vigilando siempre sus valores y asistiendo a chequeos anuales.

Mantener los niveles adecuados de ciertas vitaminas y minerales pueden ayudar a normalizar la presión porque desempeñan una función importante en el proceso de regulación.

Vitaminas del grupo B

El complejo de vitaminas B son sustancias solubles en agua que actúan principalmente como cofactores en numerosas reacciones enzimáticas, en otras palabras, son agentes que permite la acción de una enzima al unirse a ella por medio de un enlace químico.

Así pues, las vitaminas B participan en el metabolismo de los aminoácidos, síntesis y regulación del ADN, síntesis de ácidos grasos, producción de energía y biosíntesis de nucleótidos, que son reacciones indispensables para mantener vivo a un individuo.

En total existen ocho vitaminas dentro del complejo B, pero las que están implicadas en el control de la tensión arterial son las siguientes:

VITAMINA	NOMBRE	FUENTE
B2	Riboflavina	Leche, queso, legumbres y vegetales de hoja verde
B6	Piridoxol	Nueces, plátanos, aves de corral, legumbres y carne de pescado
B9	Ácido fólico	Legumbres, vegetales de hoja verde y frutos secos
B12	Cobalaminas	Pescados, mariscos, huevos, aves de corral y queso

Estas cuatro vitaminas desempeñan un papel importante en el metabolismo de la homocisteína, que es un aminoácido sulfurado no esencial que se origina a partir de otro aminoácido denominado metionina.

El aumento anormal de la homocisteína se asocia con hipertensión y por ende, con un mayor riesgo de accidentes cerebrovasculares porque esta sustancia genera daño oxidativo en el musculo vascular liso y las células endoteliales pierden la capacidad de vasodilatarse.

El exceso de homocisteína se metaboliza por la transulfuración de esta sustancia, que da como resultado dos productos dependientes de la vitamina B6 y la remetilación, donde se adquiere un metil para formar metionina por medio de un mecanismo estrechamente ligado a la vitamina B1 y B12.

De esta manera, la falta de ácido fólico, B6 y B12 se asocia con hiperhomocisteinemia y es común en vegetarianos y personas con desordenes de absorción de nutrientes.

Vitamina D

La vitamina D se sintetiza en la epidermis cuando una persona se expone a la radiación ultravioleta B proveniente del sol, esto se produce cuando se transforma un derivado del colesterol en vitamina D3. Esta misma sustancia puede obtenerse por medio de la alimentación o de suplementos.

La homeostasis del calcio está regulada por la vitamina pero también está vinculada con efectos pleiotrópicos asociados a los receptores de vitamina en los tejidos del corazón, del endotelio y del musculo vascular liso, por lo tanto, las alteraciones en el metabolismo de la vitamina D pueden ocasionar enfermedades como la hipertensión.

Por una parte, la vitamina D modula el sistema renina-angiotensina-aldosterona, pero al mismo tiempo influye en la función de las células endoteliales y en la vasodilatación mediada por flujo. Así que una deficiencia ocasiona fallas en estos niveles.

La falta de vitamina D también se asocia con una reducción de la óxido nítrico sintasa 3, que genera un endurecimiento y rigidez en las arterias.

Aquí podemos apreciar que la vitamina D está implicada indirectamente en diversos procesos reguladores de tensión, por esto la medicina ha asociado su carencia a la probabilidad de desarrollar hipertensión.

Vitamina K

La vitamina K también es un grupo de vitaminas consideradas cofactores de algunas enzimas, es decir, son sustancias necesarias para que se lleve a cabo una reacción bioquímica. Específicamente, intervienen en la síntesis de proteínas vinculadas en la homeostasis de la coagulación y la del calcio.

Existen dos formas de vitamina K y ambas provienen de diferentes fuentes y realizan funciones distintas, por ejemplo, la vitamina K1 es sintetizada por las plantas y participa en la coagulación de la sangre, mientras que la vitamina K2 participa en la homeostasis del calcio.

Estas sustancias también se conocen como filoquinona y menaquinona, respectivamente. La primera se encuentra en alimentos de origen vegetal la segunda se producen principalmente por bacterias, los humanos las ingieren al comer grasa.

Debido a diversos estudios, la deficiencia de vitamina K se asocia con un mayor riesgo de enfermedades cardiovasculares y con fragilidad ósea debido a la fijación de calcio ineficiente.

Es difícil padecer deficiencia de vitamina K llevando a cabo una dieta normal, solo se produce cuando el paciente sufre de enfermedades hepáticas, pancreáticas, intestinales o biliares. También puede aparecer por la ingesta de medicamentos anticoagulantes.

Suplemento alimenticio N°1: Cápsulas de ajo

En el capítulo anterior vimos que el bulbo del ajo se ha utilizado en la medicina natural desde tiempos remotos para tratar la hipertensión arterial y que da muy buenos resultados a cambio de pocos riesgos.

Una infusión de ajo puede ser el remedio perfecto para muchos hipertensos, sin embargo, para algunas personas el sabor resulta desagradable y preferirían utilizar un suplemento a base de comprimidos.

Los comprimidos y una infusión pueden ayudar a regular la tensión con la misma efectividad, así se demostró en un estudio llevado a cabo por médicos australianos (10) que evaluaron la presión arterial en 50 individuos adultos.

Los participantes tomaron cuatro cápsulas de extracto de ajo envejecido al día durante un periodo de tiempo de 12 semanas, es decir, aproximadamente 3 meses y al cabo de este tiempo su presión arterial fue más baja en comparación con aquellos que tomaron cápsulas placebo.

Desde hace mucho tiempo se ha considerado que el ajo puede tener grandes beneficios para la salud cardiovascular, sin embargo, este nuevo estudio es el primero que analiza el efecto, aceptación y tolerancia del extracto como un tratamiento adicional para paciente hipertensos tratada pero no controlada.

En términos generales, los investigadores descubrieron que la presión sistólica en los participantes que tomaron el suplemento fue aproximadamente 10mmHg más baja, por lo que se podría considerar como un complemento efectivo.

Suplemento alimenticio N°2: Espino blanco

El espino blanco es un integrante relativamente nuevo en la medicina natural, de hecho, no se ha utilizado por varios siglos como sucede con la manzanilla o el té negro, sino que fue a principios del siglo pasado cuando los médicos de aquella época exploraron su composición química y su potencial.

Las flores, hojas y frutos son los productos que se aprovechan del arbusto de espino blanco pues su corteza no es tan rica en sustancias con propiedades medicinales.

También es frecuente que se utilicen otras especies similares al espino blanco que guardan cierta semejanza con su composición, por ejemplo, el espino albar. El sabor del espino blanco es azucarado, un poco amargo y astringente.

Aún no se conocen con exactitud los principios activos del espino, sin embargo, se ha descubierto que contienen pequeñas cantidades de aceite esencial, polifenoles, colina, purinas y derivados aminados.

En un estudio llevado a cabo en el Reino Unido (11) se dio a los participantes un suplemento de espino blanco por 16 semanas y luego de este periodo el 71% de ellos mostró una reducción significativa de la presión arterial diastólica, como media una reducción de 2,6 mmHg.

Esta planta también se ha utilizado para la angina de pecho, arritmias e insuficiencia cardiaca congestiva, sin embargo, su efecto hipotensivo es leve. Suele combinarse con valeriana y diente de león para potenciar su efecto pero de esta manera puede actuar como un sedante.

El espino blanco puede encontrarse como un preparado con la planta fresca o en polvo seco, cápsulas y tintura. Bajo ninguna circunstancia debe exceder la dosis recomendada.

Contraindicaciones: Tomar espino blanco en exceso puede ocasionar dificultades para respirar y taquicardia. También es posible que interaccione con benzodiacepinas y que potencie el efecto relajante de algunos medicamentos.

Suplemento alimenticio N°3: Hojas de olivo

Anteriormente vimos que las hojas del árbol de olivo pueden utilizarse como un remedio efectivo para tratar la presión arterial, pero estas mismas hojas también se procesan para la fabricación de comprimidos de 500mg en adelante.

Un suplemento de hojas de olivo puede resultar tan beneficioso como una infusión porque en ambos procesos se conservan las propiedades químicas de la planta, que son los principios activos que ejercen una influencia en el control de la presión arterial.

Tanto cápsulas como té contienen cantidades importantes de oleuropeósido, flavonoides derivados del luteol y el olivol y sales orgánicas como ácidos málico, tartárico, láctico y glicólico.

Se cree que el oleoeuropeósido es quien confiere a la planta sus propiedades hipotensoras, antiarrítmicas y broncodilatadoras, pero también se sospecha que el olivo contiene un nuevo componente activo no identificado aun que resulta tan eficiente en la regulación de la tensión, el azúcar y las infecciones.

Por todo esto se considera que las hojas de olivo se pueden utilizar para tratar al hipertensión moderada y que es capaz de prevenir la arteriosclerosis y tromboembolismos.

Hasta el momento no se ha demostrado científicamente que este suplemento resulte perjudicial para la salud por lo que puede suministrarse por un largo periodo de tiempo siempre y cuando no se excedan las dosis recomendadas.

Suplemento alimenticio N°4: Berberina

La berberina no proviene exclusivamente de un organismo vegetal, en realidad, se obtiene a partir de varias plantas como el sello de oro, la celidonia mayor, el bérbero europeo, uva de Oregón, árbol de cúrcuma y filodrendro.

Aunque se ha demostrado que la berberina tiene una influencia positiva en el control de la tensión arterial, este no es su uso principal porque normalmente se recomienda para la diabetes, niveles altos de colesterol y grasa, quemaduras leves, enfermedades hepáticas y aftas.

La Base Exhaustiva de Datos de Medicamentos Naturales, elaborada por la prestigiosa Biblioteca Nacional de

Medicina de los Estados Unidos se encarga de clasificar la efectividad de un tratamiento basándose en evidencia científica y en uno de sus informes aparece la berberina.

La escala de esta base de datos se organiza de la siguiente manera, dependiendo de los análisis y estudios llevados a cabo sobre la sustancia y los resultados obtenidos por medio de la observación:

- Eficaz
- Probablemente eficaz
- Posiblemente eficaz
- Posiblemente ineficaz
- Probablemente ineficaz
- Ineficaz
- Insuficiente Evidencia

La berberina ha sido clasificada como posiblemente eficaz para la hipertensión, según dicho informe la ingesta de 0.9 gramos al día junto con amlodipina reducen la tensión sistólica y diastólica en mejor medida que si se tomara el medicamento solo, en otras palabras, actúa como un complemento.

Contraindicaciones: La sobredosis o intolerancia a berberina podría ocasionar que los latidos del corazón sean más fuertes, esto es un efecto indeseado si el paciente sufre de taquicardia o ansiedad.

No se recomienda en mujeres embarazadas ni en periodo de lactancia porque los investigadores creen que los principios activos podrían llegar a la placenta y causar daño en el bebé en formación.

Algunos recién nacidos expuestos a la berberina presentan daño cerebral, así que debe evitarse por completo en esta etapa, tanto en la madre lactante como en el niño.

Las personas con diabetes que toman berberina deben llevar un control y registro de sus niveles de azúcar en la sangre porque una sobredosis podría generar un descenso de glucosa peligroso para el organismo. Si sientes cualquier anormalidad lo mejor es suspender su uso y consultar inmediatamente con un profesional de la salud.

Suplemento alimenticio N°5: Proteína de suero

La proteína de suero, mejor conocida a nivel comercial como *Whey protein*, es una sustancia obtenida de la leche común luego de que se separa en diferentes productos aprovechables para distintas funciones.

Se podría decir que la leche está compuesta por dos proteínas: caseína y suero. El suero de la leche puede separarse de la caseína o formarse como un derivado durante la fabricación del queso, este producto resulta más beneficioso porque contiene aproximadamente 9 aminoácidos esenciales y es baja en lactosa.

La proteína de suero normalmente es utilizada por los deportistas de alto rendimiento para la obtención de energía y nutrientes para la formación de músculo, sin embargo, recientemente se descubrió que puede regular la tensión arterial.

Un estudio publicado en The British Journal of Nutrition (12), demostró que la proteína del suero de la leche y la caseína pueden modificar la presión arterial y otros marcadores de enfermedad cardiovascular.

El grupo de los participantes tomó 2×28 g proteínas de suero al día, mientras que un segundo grupo tomó la misma cantidad de caseína por ocho semanas seguidas, permitiendo una destinada a la recuperación.

Los resultados indicaron que ambas proteínas mejoran la reactividad vascular, los factores de riesgo lipídicos y la función endotelial, tres factores vinculados con la tensión arterial. También se observó una disminución en la presión sistólica y diastólica en paciente hipertensos moderados.

De igual forma, en un estudio llevado a cabo en 158 personas (13), los participantes perdieron grasa corporal y mostraron un incremento de músculo de manera significativa en comparación con aquellos que consumieron la bebida control.

La proteína de suero ha mostrado buenos beneficios y pocos riesgos de salud, sin embargo, se recomienda acompañarla con una rutina de ejercicio rigurosa.

Suplemento alimenticio N°6: Aceites de pescado

La gran mayoría de personas sabe que el aceite de pescado tiene grandes propiedades cardioprotectoras y que incluso es un suplemento que se recomienda para prevenir el colesterol y triglicéridos altos.

El aceite de pescado puede obtenerse por medio de cápsulas blandas o comiendo pescados cuya carne sea rica en esta sustancia, por ejemplo, el atún, salmón, trucha, esturión, mújol, anchoa, sardinas, arenque y anchovetas. Todas estas especies aportan aproximadamente 1 gramos de omega-3 por cada 3,5 onzas de carne.

Por su parte, los suplementos se fabrican a partir de estos mismos peces pero se enriquecen con pequeñas cantidades de vitamina E, calcio, vitamina A, B1, B2, B3, C o vitamina D.

La Base Exhaustiva de Datos de Medicamentos Naturales clasifica los aceites de pescado como posiblemente eficaz para el endurecimiento de las arterias porque disminuye levemente la obstaculización de las arterias coronarias y arteria carótida.

De igual forma, considera que es posiblemente eficaz para tratar la hipertensión causada por la ciclosporina, que es un medicamento utilizado luego de las cirugías de trasplante de órganos para disminuir las probabilidades de que el paciente rechace el nuevo tejido.

El aceite de pescado puede ser efectivo en personas con presión arterial elevada levemente y ayudar a los pacientes con dificultades para controlar su problema de salud.

Suplemento alimenticio N°7: Hibiscos

La flor de Jamaica, también conocida como hibiscos, es una flor muy popular en la elaboración de bebidas y además se emplea para fabricar cápsulas de comprimidos que se utilizan con el mismo fin.

Esta pequeña flor de color rojizo es muy popular en las dietas para adelgazar, pero también puede emplearse para regular la tensión obteniendo muy buenos beneficios porque está repleta de antioxidantes, anti-ateroscleróticos e hipotensores.

En una revisión realizada en el año 2013 (14), se recolectó información científica y evidencia de que el consumo regular de la flor de Jamaica reduce el estrés oxidativo, el perfil lipídico, presión arterial y la probabilidad de desarrollar aterosclerosis.

Los estudios analizados describieron los resultados obtenidos en ensayos clínicos con animales, humanos y cultivos celulares, en todos ellos se evidenció un efecto terapéutico favorable gracias a los compuestos fenólicos presentes en la flor.

Un extracto de flor de Jamaica es rico antocianinas, que reducen significativamente la oxidación de colesterol LDL, inhibe la adipogénesis y modula la expresión genética de determinados micro ARN, según los resultados obtenidos en diversos estudios y no se presentaron efectos secundarios.

En conclusión, la infusión o los comprimidos son seguros y presentan una efectividad de 100% para prevenir la hipertensión.

Suplemento alimenticio N°7: Magnesio

El magnesio es un mineral muy utilizado en diversos sistemas de nuestro cuerpo, es por esto mismo que su déficit en el cuerpo genera tantos problemas de salud. Es un elemento imprescindible que debe obtenerse principalmente por medio de la alimentación.

Según el Instituto Nacional de Salud, los suplementos de magnesio pueden reducir la presión arterial de un paciente siempre y cuando se utilicen de manera adecuada, pero no funcionan si este individuo tiene niveles normales de magnesio.

En un ensayo aleatorizado (15), se les asignó a 155 personas una dosis diaria de 300mg de magnesio elemental por un periodo de 12 semanas y al cabo de este tiempo no se observó un cambio significativo, sin embargo, los investigadores se centraron solo en las personas con hipertensión y entonces descubrieron que este grupo sí experimentó un descenso importante.

La presión sistólica y diastólica de este grupo fue de 7,1 y 3,4 mmHg respectivamente en comparación con el placebo, que fue de 6,7 y 0,8 mmHg. Las personas que tomaron el suplemento pero no tenían números altos en la tensión no experimentaron cambios.

De esta manera, el grupo a cargo de la investigación concluyó que la suplementación con magnesio puede ayudar a las personas no diabéticas con sobrepeso y presión arterial alta a controlar su problema, siempre que tengan niveles adecuados de magnesio previamente.

Otra investigación llevada a cabo por la Universidad de Indiana (16), incluyó los datos de 34 ensayos clínicos y un total de 2.028 participantes. Estas personas recibieron aproximadamente 368 mg de magnesio al día durante más o menos 3 meses y mostraron una disminución de la presión sistólica y diastólica de 2,00 mmHg y 1,78 mm Hg, respectivamente.

Los científicos coinciden en que tal vez se está descubriendo una alternativa de bajo costo y poco riesgo para los pacientes hipertensos, pero aún hace falta recolectar más información que pueda otorgar un diagnóstico confiable y respaldado por información robusta.

CAPÍTULO 5. MEJORES RUTINAS DE EJERCICIOS

La actividad física es un pilar importante en nuestra salud, tanto si estamos completamente saludables como si padecemos de alguna condición que nos restrinja un poco. El movimiento es parte de la naturaleza de nuestro cuerpo, por lo tanto, debemos obedecerla y mantenernos activos en la medida de lo posible.

Incluso los pacientes con artritis reumatoide, que experimentan inflamación y dolor constante en sus articulaciones, deben seguir un plan de ejercicio que les permita contrarrestar la rigidez de la enfermedad y si bien no resulta sencillo para ellos, la gran mayoría indica que luego de acostumbrase sienten gran alivio y una mejor capacidad para moverse.

Desde luego, las condiciones de salud graves requieren de actividades suaves y muy supervisadas, en estos casos, los ejercicios cumplen una función terapéutica y deben ser dirigidos por un fisioterapeuta y otros profesionales de la salud.

En el caso de las personas que muestran los primeros síntomas de tensión elevada, la Organización Mundial de la Salud asegura que el ejercicio y deporte en general debe ser una de las medidas no farmacológicas que deben recetarse al paciente.

Los niveles de presión arterial de los deportistas de élite siempre son bajos y la gran mayoría no sufre de esta patología. Se estima que en general, una buena rutina de ejercicio puede reducir la presión arterial entre 4 y 6 mmHg.

Sin lugar a dudas, la actividad física es clave para un manejo de la tensión pero cuando una persona se encuentra en una fase avanzada de este problema debe ser muy cuidadoso porque no todo tipo de deportes le serán provechosos.

¿Un paciente hipertenso puede hacer ejercicio?

Resulta curioso pensar que la hipertensión arterial, que es una enfermedad donde el corazón trabaja en exceso para bombear sangre, mejore cuando se hace actividad física regular, que representa un esfuerzo adicional para el sistema circulatorio en general.

Todo paciente con hipertensión arterial pregunta en consulta si dada su condición, puede hacer actividad física y deporte con regularidad y se sorprenden al recibir una respuesta afirmativa por parte del doctor, de hecho, si el paciente no pregunta se le invita a que pensé en un deporte que le gustaría practicar.

El corazón se fortalece cuando se practica una actividad física con regularidad y un corazón más fuerte puede bombear sangre con menos esfuerzo, por lo que la fuerza ejercida en las arterias es menor.

En otras palabras, se pone en marcha un mecanismo para optimizar la circulación sanguínea de manera que pueda realizarse sin demasiado esfuerzo ni tensión.

Si tu presión está cerca de los niveles adecuados, es decir, se aproxima a 120/80 mm Hg, el ejercicio te ayudará a prevenir que con el paso del tiempo se eleve. También te ayudará a mantener un peso saludable, a controlar el exceso de grasa y triglicéridos.

En cambio, si eres una persona hipertensa el ejercicio te ayudará a fortalecer tu sistema para que la presión se normalice. Este efecto de la actividad física se aprecia aproximadamente luego de tres meses de actividad consecutiva y para mantenerse debe hacerse constantemente.

Exceso de peso, contorno de la cintura e hipertensión arterial

El exceso de peso ocasiona que la tensión arterial aumente y provoca una alteración respiratoria al dormir conocida como "apnea del sueño", en la que la respiración se detiene y vuelve a comenzar repentinamente haciendo que la persona se siente temporalmente ahogada.

Durante un episodio de apnea del sueño la presión arterial se dispara por el esfuerzo que ejecuta el sistema circulatorio y respiratorio.

Es por esto que a un paciente con obesidad e hipertensión se le recomienda comenzar con un programa para bajar de peso, de hecho, la tensión puede reducirse aproximadamente 1 mm Hg con cada kilogramo de peso perdido.

Uno de los indicadores más importantes de tu nivel de grasa en el organismo y de riesgo cardiovascular es el diámetro de tu cintura, tener un volumen de grasa muy elevado en esta región del cuerpo se asocia con una mayor posibilidad de hipertensión.

Diversos estudios clínicos y epidemiológicos (17) han demostrado que la circunferencia de la cintura, medida en centímetros o pulgadas, es el mejor indicador de grasa total en el cuerpo. A mayor volumen abdominal, mayores son las probabilidades de riesgo metabólico, morbilidad y mortalidad.

Como medida general, los hombres corren un riesgo de hipertensión si la medida de su cintura es igual o superior a 40 pulgadas o 102 centímetros. En cambio, las mujeres se encuentran son susceptibles cuando la medida es igual o supera las 35 pulgadas o los 89 centímetros.

Estas cifras pueden variar de un grupo étnico a otro, sin embargo, son una buena referencia para medir tus avances en el ejercicio. Pregúntale a tu médico cuál sería la medida adecuada para ti y pídele que lleven un control.

¿Qué cantidad de ejercicio es la recomendada para un paciente hipertenso?

La actividad recomendada para una persona con hipertensión arterial son los ejercicios aeróbico, es decir, aquellos donde la frecuencia cardiaca se eleva ligeramente como consecuencia del esfuerzo realizado.

Estos son los ejercicios que han demostrado una mayor efectividad porque con el paso del tiempo el corazón se fortalece y el riego cardiovascular se reduce.

De igual forma, también se recomiendan los ejercicios de flexibilidad y fortalecimiento, de manera que se pueda alcanzar un estado físico armónico e integral, donde se tonifiquen los músculos sin necesidad de hipertrofia.

No es necesario que un paciente con hipertensión se inscriba en un gimnasio y realice una rutina de ejercicio extenuante a la cual no está acostumbrado, puede ejercitarse en casa o en un parque siempre que reciba la orientación necesaria y no descuide sus niveles.

Hay algunas actividades útiles que hacen que cualquier personas se mantenga activo, pero en todas ellas se requiere una intensidad moderada y una ejecución ininterrumpida, por ejemplo:

- Jardinería y bricolaje.
- Tareas domésticas que involucren mucho movimiento, por ejemplo, lavar los pisos, rastrillar hojas o cortar el césped.
- Bailar estilos como salsa, flow dance, bachata, kizomba.
- Subir y bajar escaleras.
- Jugar con niños pequeños a las escondidas, tú las traes, congelados…

Estas actividades aumentan la frecuencia cardiaca, al igual que los siguientes ejercicios formales:

- Caminata
- Deportes activos como baloncesto, golf y tenis
- Trotar
- Ciclismo
- Natación
- Ejercicios de fuerza (suaves)

En cuanto al tiempo, el Departamento de Salud y Servicios Humanos de los EE. UU recomienda por lo menos 150 minutos de actividad aeróbica moderada a la semana o en su defecto, 75 minutos de actividad aeróbica enérgica. Es preferible que un hipertenso realices otras actividades para complementar y que por día las sesiones sean de por lo menos 30 minutos.

Aquellos que no puedan dedicar tanto tiempo a una sola sesión puede distribuir el tiempo a lo largo del día en varias sesiones de 10 o 15 minutos cada uno, de esta manera se obtienen los mismos beneficios.

También se recomiendan las pausas activas en aquellas personas que pasan muchas horas sentados, por ejemplo, los choferes, estudiantes, cajeros y secretarias, es decir, que cada cierto periodo de tiempo se levanten para interrumpir el estado de reposo.

Las pausas activas en las que estiras los principales músculos, distraes tu mente con otro tema, tomas agua, comes una porción de fruta fresca y realizas algunas respiraciones resultan muy efectivas para prevenir dolor en la espalda, fatiga, estrés, irritabilidad, dificultad para concentrarse e incluso el sedentarismo.

Programa de ejercicios ideales para pacientes hipertensos

El programa de ejercicios ideal para una persona con hipertensión es aquel que le permita acoplarse gradualmente a la actividad sin dejar de aumentar la intensidad cada vez más. Esto es muy importante en aquellos pacientes que no están acostumbrados al deporte o que han pasado mucho tiempo sin realizarlo.

Las primeras sesiones deben dedicarse al aprendizaje correcto de la técnica y a identificar los posibles riesgos, pues ninguna actividad por tranquila que sea es totalmente segura. Las primeras sesiones también deben ser suaves y paulatinamente se harán más exigentes.

La duración y la intensidad del ejercicio dependerán de cada paciente, de su edad, genero, condición física y de salud, experiencia previa con el ejercicio, entre otros factores. Con el tiempo es necesario que identifique el ritmo con el que se siente a gusto y obtienen buenos beneficios.

Antes de realizar cualquier actividad debe realizarse un breve acondicionamiento que no puede superar los 10 minutos, luego la intensidad de la actividad se aumenta progresivamente y desciende también en 5 o 10 minutos antes del reposo absoluto, es decir, se hace un fase de enfriamiento.

Ejercicio N°1: Ciclismo

Andar en bicicleta puede ser una buena actividad deportiva para un hipertenso por diversas razones, pero sobre todo porque le ayudará a fortalecer su sistema circulatorio y al cabo de algunos meses comenzará a notar un descenso en sus valores.

El ciclismo es una actividad incluso recomendad por la Fundación Española del Corazón, que indica además que antes de que cualquier persona con problemas cardiovasculares comience un plan de ciclismo debe ser valorada por un médico profesional.

En consulta pueden realizarse algunas pruebas que determinarán el ritmo, intensidad, tiempo y distancia adecuado para el paciente y para esto se utiliza una bicicleta estática denominada cicloergómetro, también se emplea un ergoespirómetro, que mide el consumo de oxígeno y otros gases.

Bajo impacto en las articulaciones y en el pulso

Una de las grandes ventajas del ciclismo es que tienen poco impacto en las articulaciones, en comparación con subir y bajar pendientes o escaleras y correr largas distancias. Cuando andas en bicicleta tus articulaciones realizan un esfuerzo pero éste se ve amortiguado por el mecanismo de los pedales.

De igual forma, durante un recorrido en bici tu sistema cardiovascular realiza un esfuerzo constante sin alterarse demasiado o en picos abruptos, a menos de que intentes acelerar por lo que no causará problemas durante y después del entrenamiento.

Una bicicleta estacionaria y una tradicional tienen el mismo efecto, así que ambas pueden emplearse para nuestro objetivo de controlar la tensión. Será decisión del paciente si prefiere andar al aire libre, sin salir de casa o alterna su entrenamiento en el interior y en el exterior.

Ejercicio N°2: Caminata

La caminata es uno de los ejercicios más básicos, seguros y económicos que puedes realizar, de hecho, es la elección de muchas personas que en toda su vida no realizaron actividad física o quienes no tienen demasiada afinidad por el deporte.

Caminar, que es un movimiento muy natural e inconsciente para nosotros, es una gran alternativa para mantenerte en forma siempre y cuando se realice a un ritmo constante y por un periodo de tiempo considerable.

También es una actividad social, es decir, es más probable que consigas un compañero de caminata que alguien que quiera correr o andar en bicicleta contigo, además, caminar disminuye el estrés y la tensión ocasionados por las responsabilidades cotidianas.

Prepararse para la caminata como deporte es sencillo

Prepararse para caminar como deporte es relativamente fácil y económico porque solo necesitarás calzado deportivo y ropa cómoda. A algunas personas les gusta utilizar algunos accesorios como un podómetro y aplicaciones móviles para contar calorías pero lo cierto es que esto es opcional, bastará con que mires la hoja en tu reloj o teléfono cuando inicias y cuando terminas.

El calzado que elijas debe brindar la máxima protección a tu pie, sobre todo en la parte del talón y debes ajustar los cordones de manera que no quede demasiado suelto el zapato y pueda salirse ni tan apretado que resulte incómodo y doloroso.

Evita utilizar zapatos muy desgastados porque esto genera un impacto negativo en la zona lumbar y al cabo de cierto tiempo también lastimará tus pies ocasionando fascitis plantar o esguinces.

Si caminas en la tarde o en las primeras horas de la mañana utiliza una gorra y bloqueador solar que protejan tu piel de la radiación. En los días calurosos bebe agua antes, durante y después del entrenamiento.

Distancia, tiempo y ritmo

Cuando caminas para ejercitarte debes tomar en cuenta la distancia que recorres, el tiempo que te toma completarla y el ritmo, de esta manera podrás medir tus avances conforme pasen las semanas.

En el caso de las personas sedentarias pueden comenzar con 5 minutos de calentamiento, 10 de caminata y cinco más de enfriamiento o vuelta a la calma. Conforme pasen los días la cantidad de tiempo dedicada a la caminata debe aumentar entre 2 y tres minutos como máximo hasta alcanzar la media hora.

Los pacientes hipertensos pueden caminar pendientes que no tengan demasiada inclinación, sin embargo, no se recomienda el senderismo como actividad por que la presión arterial aumenta conforme asciende la altitud, es decir, a medida de que subas una montaña tu tensión aumentará tanto por el esfuerzo como por la presión atmosférica.

Ejercicio N°3: Correr o trotar

Correr puede ser una meta muy ambiciosa para un paciente hipertenso y si bien puede lograrla lo más recomendable es que trote. No necesita convertirse en un maratonista olímpico para experimentar un descenso en la presión arterial.

Según diversas investigaciones el mayor efecto sobre la presión se aprecia cuando la actividad realizada tiene una intensidad máxima de 50 y 70% del consumo de oxígeno.

En pocas palabras, es mejor trotar a un paso ligero que correr a todo lo que el cuerpo nos lo permite y este ritmo es mejor incluso para las personas con obesidad porque no daña sus rodillas. También beneficia a quienes padecen cardiopatías, artritis y degeneración en las articulaciones.

Evaluación médica

Si deseas correr como deporte es aconsejable que busques la ayuda de un entrenador y que un profesional de la salud te realice una prueba de respuesta tensional al esfuerzo, en la que se mide la intensidad con que puedes ejecutar una actividad física.

También es importante que comuniques si tomas algún medicamento como los betabloqueantes porque estos intervienen en las pulsaciones cardiacas y por ende en el ritmo que puedes mantener.

Ejercicio N°4: Ejercicio de fuerza

El ejercicio de fuerza, es decir, aquellas actividades donde levantas peso o aprovechas tu propio peso corporal para hacer un esfuerzo, también puede resultar benéfico para el control de la hipertensión si se realiza de manera adecuada y siguiendo algunas instrucciones básicas.

Cuando hace un levantamiento de peso la presión arterial puede aumentar dependiendo de la cantidad con la que estés trabajando. A mayor peso, más esfuerzo y por ende un nivel más alto de tensión.

El Departamento de Salud y Servicios Humanos de Estados Unidos recomienda a los pacientes hipertensos incorporar en su rutina de ejercicios sesiones que le permitan fortalecer los distintos grupos de cadenas musculares. Estos entrenamientos deben ser por lo menos dos veces a la semana.

Ejercicios de fuerza isotónica

Diversos estudios han demostrado que los ejercicios de fuerza isotónica e isométrica tienen un impacto positivo en la presión sistólica y diastólica siempre que no se exceda la capacidad de la persona ni se realicen esfuerzos exagerados.

Así pues, este tipo de actividad debe incluirse como complemento de los ejercicios cardiovasculares tratando de no usar cargas que superen el 50 o 70% de la carga máxima.

Esto quiere decir que si con tu brazo no puedes levantar más de 10 kilogramos de peso entonces es recomendable que utilices aquellas que pesan entre 5 y 7kg.

Recomendaciones para los ejercicios de fuerza en un hipertenso

Un paciente con hipertensión puede sufrir algún percance durante el entrenamiento con pesas, por lo tanto debe atender a algunas recomendaciones que evitarán que su tensión se dispare o disminuya drásticamente.

- Aprende a ejecutar la técnica de los ejercicios correctamente, así evitarás lesiones y sobreesfuerzo.
- No contengas la respiración. Es normal que al realizar un esfuerzo la personas contengan instintivamente el aliento pero al hacer esto se desestabilizan los niveles de la tensión.
- Aumenta las repeticiones con poco peso en lugar de pocas con demasiada carga. El musculo se trabaja de manera más eficiente de esta manera y evitas correr el riesgo de una lesión o de una subida de presión repentina.
- Detente si sientes mareos, náuseas, dolor en el pecho o falta de aire. Presta atención a lo que tu cuerpo indica.
- Consulta con un médico antes de tomar suplementos o comenzar con una nueva actividad que no hayas probado antes como la calistenia o el TRX.
- Respeta los tiempos de calentamiento y enfriamiento. Recuerda también que es importante disminuir gradualmente la intensidad en lo que haces.
- Antes y después de tus primeras sesiones de ejercicio tómate la tensión y lleva un registro, así determinarás los cambios que experimentes y podrás comentarlo con tu doctor.
- Busca atención médica inmediatamente si sientes dolor y rigidez en el pecho, la mandíbula o los brazos, si tienes mareo o te desmayas, si tienes falta de aire o un ritmo cardiaco irregular.

¿Cuándo es necesaria la supervisión de un médico?

Si sufres de hipertensión o te han diagnosticado un alto riesgo es necesario que consultes con un especialista de la salud antes de comenzar con cualquier programa de ejercicio. También es obligatorio en las siguientes condiciones:

- Tienes sobrepeso y obesidad.
- Eres hombre y tienes más de 45 años de edad
- Eres mujer y tienes más de 55 años de edad
- Tienes el hábito de fumar o lo dejaste en un periodo inferior a seis meses
- Sufres de alguna enfermedad crónica como diabetes o problemas cardiovasculares
- En tu familia hay un historial de personas hipertensas o con problemas cardiacos
- Has tenido un infarto, arritmia o cirugía de corazón
- Te mareas al levantarte rápidamente o en el momento de hacer esfuerzo
- Tienes el colesterol alto
- Sientes dolor en la mandíbula, cuello, brazos, pecho y malestar general cuando realizas ejercicio
- Desde hace mucho tiempo no realizas actividad física y tienes dudas respecto a tu salud
- Si tomas medicamentos con regularidad.

Ten cuidado en los jacuzzis y saunas de los gimnasios

Una persona con hipertensión puede tolerar bien las saunas y jacuzzis siempre y cuando tengan la presión bajo control y estén en tratamiento, el calor de estos lugares hace que se abran los vasos sanguíneos y puede resultar benéfico y contraproducente.

Evita los cambios bruscos de temperatura y no alternes el agua fría con el agua cliente cuando te bañes en un jacuzzi porque esto podría aumentar drásticamente la presión arterial. Tampoco es recomendable que entres en uno si recientemente has consumidos bebidas alcohólicas.

CAPÍTULO 6. EDUCACIÓN PARA LA SALUD EN LA HIPERTENSIÓN ARTERIAL

La hipertensión es una enfermedad prevenible en la mayoría de los casos y controlable una vez que se ha presentado en el paciente. Las complicaciones derivadas de la presión alta se pueden prevenir si la persona se cuida lo suficiente.

Las personas con enfermedades crónicas como la diabetes o artritis a menudo se enfrentan a nuevos hábitos en su estilo de vida y a prestar un poco más de atención a su salud, por ejemplo, midiendo el azúcar en sangre u observando la elasticidad de las articulaciones; un paciente hipertenso debe medir regularme la tensión para asegurarse de que está a salvo.

Este deberá ser uno de tus nuevos hábitos si recientemente te diagnosticaron hipertensión y te será muy útil para darte cuenta del efecto de los medicamentos, las mejoras en la alimentación y el impacto de la actividad física.

Puedes hacer tu registro a mano anotando en una libreta de papel el valor diario de la tensión o también puedes utilizar una aplicación para teléfonos inteligentes, esto te da la ventaja de poder compartirla rápidamente con tu médico y de recibir información casi inmediata respecto a tu salud.

Beneficios de tomarte la tensión regularmente

Llevar un registro de tus niveles de tensión arterial te dará una pista de sí está siendo controlada o no y junto con información adicional que te pedirá el médico podrá determinar si estás siguiendo el medicamento con las dosis adecuadas.

Esto es muy importante cuando recién comienzas a tomar pastillas para la tensión porque algunas personas no asimilan bien determinados componentes y otras sustancias no son tan efectivas como lo son en otros pacientes.

Si tienes una enfermedad previa, sufriste un accidente o atraviesas por un momento de estrés notarás que tu presión estará más alterada de lo normal. Esta condición suele ser temporal en estas circunstancias pero si luego de unos días no se regula deberás consultar con un profesional.

El control de la presión en casa no sustituye las consultas médicas, incluso si tienes valores estables y te alimentas bien. En caso de que notes progresos importantes puedes disminuir las visitas al doctor a una o dos veces al año.

Tomar la presión arterial en casa es sencillo, no necesitarás de la ayuda de algún familiar para realizarlo. Solo necesitarás de un tensiómetro que puedes comprar en cualquier farmacia.

Recomendaciones para tomar la presión en casa
Si tu médico indica que lleves un registro de la presión desde tu casa para medir los avances o porque están probando un nuevo medicamento ten en cuenta lo siguiente:

- Pregunta cuál es el tensiómetro o monitor que necesitas, existen diversos tipos que te dan más o menos información que posiblemente no entiendas.

- Una vez que compres tu tensiómetro llévalo con el especialista en salud para que lo pruebe y determine si está funcionando correctamente.
- Evita fumar, hacer ejercicio y tomar café 30 minutos antes de tomarte la tensión.
- Antes de cada medición siéntate tranquilamente por un periodo de cinco minutos, no hables ni abras la boca mientras el aparato registra los datos.
- Usa un brazalete de tu talla y no lo ajustes demasiado.
- Si tienes dudas de un valor toma la tensión en ambos brazos.
- Cuando inicias un tratamiento, pruebas con una nueva dosis o cambias de medicamento toma la tensión dos veces al día, preferiblemente en la mañana y en la noche.
- Siéntate con los pies completamente apoyados en el suelo y no los cruces, también es recomendable que la espalda esté apoyada contra la pared o el respaldo de la silla.
- Cuando tomes la tensión anota también la fecha y hora del momento en que lo haces, también puedes tomar nota de la hora en que tomas el medicamento y si has notado algún síntoma.
- Cada vez que tomes la tensión hazlo dos o tres veces para asegurarte de que el valor es correcto.
- No midas la presión apenas te despiertas pero sí antes de comer o tomar cualquier medicamento. Procura que sea a la misma hora todos los días.

¿Qué pasa si solamente el primer número de la presión arterial es alto?

En las personas mayores y ciertos pacientes el primer número que muestra el tensiómetro es de 130 o más, esta es la presión sistólica, mientras que el segundo número, que es la presión diastólica es menor de 80. Esto se conoce como hipertensión sistólica aislada.

La hipertensión sistólica se asocia con el endurecimiento de las principales arterias gracias a la edad y algunos malos hábitos, es la forma más común de tensión alta en ancianos y puede traer serias consecuencias para la salud, por ejemplo, derrames cerebrales, insuficiencia renal, problemas oculares y enfermedades cardiacas.

Estos pacientes también experimentan dificultad para respirar cuando hacen ejercicio de bajo impacto, suelen marearse al ponerse de pie y son propensos a caídas aparatosas.

Este tipo de presión se trata de igual manera que la hipertensión arterial, sin embargo, es posible que se requiera de algunos medicamentos extra.

Las emociones y la tensión arterial

No hay suficiente evidencia científica que demuestre que las emociones como el estrés, enojo o ansiedad produzcan hipertensión a largo plazo, sin embargo, tienen un efecto instantáneo evidente.

Reaccionar de manera poco saludable al estrés aumenta potencialmente las probabilidades de un accidente cerebrovascular y de ataques cardiacos porque el cuerpo produce una gran cantidad de hormonas que aumentan la presión temporalmente, estrechan los vasos sanguíneos y aceleran el ritmo cardiaco.

Esta actividad no puede generar daños si rara vez las emociones negativas llegan a este punto pero si repiten todos los días, los vasos sanguíneos, corazón y riñones pueden verse afectados, haciendo a la persona más vulnerable a la hipertensión.

La ansiedad y el estrés también llevan a las personas a hábitos nocivos como forma de escape, por ejemplo, beber hasta embriagarse, fumar, tomar café en exceso, comer demasiado o pasar muchas horas mirando la televisión o navegando en internet.

De igual forma, algunos medicamentos que se utilizan para tratar la ansiedad, como los inhibidores de la receptación de serotonina y norepinefrina aumentan la presión arterial en quien los toma, por lo que si tienes este problema lo mejor es que busques otras formas de tratarla.

¿Cómo afecta el estrés a su salud?
Las emociones parecen eventos que se producen exclusivamente en nuestro cuerpo pero lo cierto es que también gobiernan nuestro cuerpo y pueden apreciarse mediante algunos síntomas como rubor en las mejillas, palpitaciones, pérdida repentina del color y contención del aliento.

Cuando enfrentamos alguna emoción en nuestro cuerpo también se segregan algunas hormonas con funciones específicas, por ejemplo, cuando estamos estresados se libera adrenalina y cortisol, que aceleran el pulso y la respiración, contraen los músculos y vasos sanguíneos, disminuyen la producción de saliva y ponen nuestra mente en un estado de alerta.

Esta respuesta del cuerpo al estrés se conoce como "reacción de lucha o huida" y es un mecanismo de defensa ante las posibles amenazas, es decir, se trata de un mecanismo de defensa pero mantenido en el tiempo puede causar estragos en nuestra salud física y mental.

Las alteraciones que desencadenó la respuesta de lucha o huida desaparecen cuando el evento estresante finaliza o cuando la mente ya no interpreta la situación como un peligro inminente.

Solo cuando la respuesta se repite con mucha frecuencia la persona comienza a padecer lo que se conoce como "estrés crónico" y se manifiestan los síntomas de que algo no marcha correctamente.

Hipertensión Arterial

SECCIÓN 2. NIVEL AVANZADO

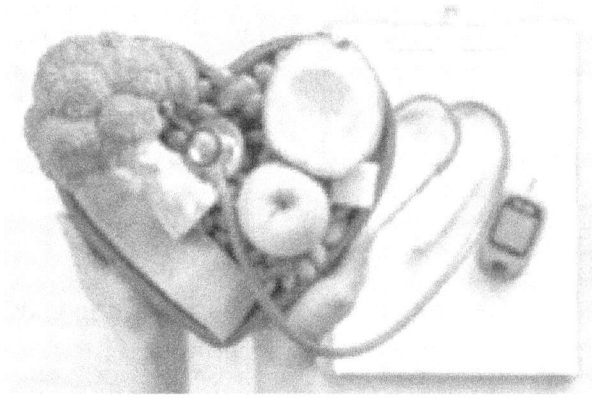

Esta segunda sección presenta información complementar sobre los capítulos ya discutidos anteriormente, con el propósito de profundizar los conocimientos, y llevar a una mejor comprensión de la hipertensión arterial, sus complicaciones, así como concientizar sobre el estilo de vida saludable que es la clave para la protección cardiovascular y de la salud en general.

CAPÍTULO 7. HIPERTENSIÓN ARTERIAL

La presión arterial se trata de la fuerza que ejerce la sangre contra las paredes de las arterias a medida que pasa por los vasos sanguíneos. Cada vez que el corazón realiza un latido, este impulsa o bombea la sangre hacia las arterias.

Cuando te realizas una medición de la presión arterial obtienes dos números uno más alto que otro. El número o presión más alta es la presión que hay en las arterias durante ese latido del corazón. Es lo que se conoce como presión sistólica.

Pero el número o presión más baja, también conocida como presión diastólica es la que corresponde al momento entre cada latido, es decir, en ese pequeño tiempo de reposo que ocurre entre latidos.

Presión arterial alta

También conocida como hipertensión, se refiere al aumento de los niveles de presión arterial a niveles no saludables. Lo normal es que los valores de presión arterial se encuentren en menos de 120 para la presión sistólica o número superior y en menos de 80 para la presión diastólica o número más bajo.

Cuando la presión arterial es superior a estos valores, se considera que la presión está elevada y es un gran riesgo de sufrir de hipertensión. Sin embargo, la presión arterial alta o hipertensión propiamente, se describe como la tensión arterial superior a 130 de presión sistólica o superior a 80 para la presión arterial diastólica.

Ahora bien, la hipertensión arterial no suele aparecer de un día a otro, sino que a menudo, se desarrolla progresivamente en el transcurso de varios años.

Se le conoce también como el "asesino silencioso" ya que pasa desapercibido durante muchos años ocasionando daños al sistema circulatorio. A menudo, las personas se enteran que sufren de presión arterial alta cuando el daño a las arterias contribuye a derrames cerebrales, ataques cardíacos, entre otros problemas de salud.

Causas de la presión arterial alta

La presión arterial puede aumentarse debido a muchas causas distintas. Aunque no están del todo claras muchas de las causas, se sabe que los factores de riesgo asociados al estilo de vida pueden ser responsables de muchas de ellas.

A continuación, conoceremos la clasificación de las causas de la presión alta:

Hipertensión primaria

A menudo se conoce como hipertensión esencial. Se trata del tipo más común, de hecho, al menos el 95% de las personas con hipertensión tienen este tipo de presión alta.

Aunque no se conocen con exactitud los mecanismos que conducen al aumento progresivo de la presión arterial, es posible que los siguientes factores interactúen y conduzcan a la hipertensión arterial primaria:

Factores hereditarios: algunos científicos sospechan, que la hipertensión esencial, podría ser ocasionada por mutaciones o anomalías genéticas heredadas por sus padres.

Esto hace que algunas personas tengan más susceptibilidad que otras a desarrollar hipertensión arterial.

Factores de riesgo genéticos: Tener familiares que hayan tenido hipertensión arterial. Por otro lado, las personas afrodescendientes tienen el doble de probabilidades a desarrollar presión arterial elevada que las personas blancas.

Cambios corporales: a lo largo de la vida, nuestro cuerpo se encuentra en constante cambio, no obstante, algunos de esos cambios pueden modificar algunas funciones. Por ejemplo, durante el envejecimiento, la función de los riñones puede alterarse en algunos casos y modificar el equilibrio natural de los líquidos del cuerpo. Esto ocasiona que aumente la presión arterial del cuerpo. Es por esta razón que el riesgo a desarrollar hipertensión se incrementa luego de los 50 años de edad.

Factores de riesgo asociado a cambios corporales:

- Envejecimiento.
- Sobre peso u obesidad.
- Estrés.
- Mujeres embarazadas.

Factores del medio ambiente: un estilo de vida lleno de malos hábitos o elecciones poco saludables, puede afectar considerablemente la salud y aumentar el riesgo de tener muchos problemas de salud.

Factores ambientales que aumentan el riesgo de hipertensión arterial:

- Añadir demasiada sal a los alimentos.
- Consumir alimentos con exceso de grasa.

- Beber demasiado alcohol constantemente.
- Falta de actividad física.
- Insuficiente ingesta de alimentos con potasio, calcio y magnesio.
- Fumar.

Hipertensión secundaria

Se habla de una hipertensión secundaria cuando es posible identificar la causa directa del aumento de la presión arterial. Existen algunas circunstancias capaces de ocasionar hipertensión secundaria.

Por ejemplo, la enfermedad renal, es la causa principal identificable. También es posible que ocurra hipertensión arterial debido a tumores y otros trastornos en las glándulas suprarrenales (unas pequeñas glándulas ubicadas por encima de los riñones). Estas glándulas se encargan de producir hormonas capaces de influir en la presión arterial.

Por otro lado, el uso de píldoras anticonceptivas, específicamente los estrógenos contribuyen a aumentar la presión arterial. El mismo efecto ocurre durante el embarazo.

Otras causas asociadas con el desarrollo de hipertensión arterial secundaria:

- Apnea obstructiva del sueño.
- Tumores endocrinos (algunos).
- Trastornos tiroideos.
- Diabetes.
- Defectos congénitos del corazón.
- Efecto secundario de algunos medicamentos.

- Uso y abuso de drogas ilegales.

Síntomas comunes

El término "asesino silencioso" se le atribuye a la hipertensión arterial, debido a que es una condición que a menudo no ocasiona síntomas específicos. De hecho, es posible que pasan años y hasta décadas antes que el daño al sistema circulatorio sea tan grave que ocasione síntomas suficientemente evidentes.

No debe esperarse hasta presentar síntomas para realizarse un cheque de los niveles de tensión arterial.

Síntomas de hipertensión grave (crisis hipertensiva)

- Dolor de cabeza.
- Sangre en la orina.
- Dolor en el pecho.
- Mareos.
- Rubor o enrojecimiento de la piel (especialmente en el rostro).
- Hemorragias nasales.
- Dificultad para respirar.
- Repentinas alteraciones visuales.
- Manchas de sangre en los ojos.

Consecuencias o complicaciones de la hipertensión arterial

Aunque la presión alta no manifiesta síntomas con frecuencia, todavía puede estar causando daños al cuerpo durante muchos años.

Daños al corazón

Cuando la presión arterial es elevada, nuestro corazón debe esforzarse más para cumplir su función adecuadamente. El incremento de la presión dentro de los vasos sanguíneos obliga al corazón a bombear con mayor fuerza y frecuencia de lo normal. Como resultado de años de trabajar demasiado, el corazón sufre algunas modificaciones aumentando su tamaño. Este agrandamiento del corazón incrementa el riesgo de padecer de:

- Infarto de miocardio.
- Muerte cardíaca súbita.
- Arritmias.
- Insuficiencia cardiaca.

Daños en las arterias

En condiciones normales, las arterias son vasos sanguíneos fuertes y flexibles para permitir que la sangre fluya libremente y sin interrupciones.

Sin embargo, en la hipertensión las arterias se vuelven menos elásticas, pero se hacen más tensas. Como resultado, este daño arterial facilita que las grasas incluidas en la dieta puedan depositarse en el interior de las arterias y restrinjan el flujo sanguíneo.

El daño a alas arterias, puede ocasionar un aumento adicional de la presión arterial y bloqueos arteriales que eventualmente pueden conducir a un derrame cerebral o a un ataque cardíaco.

Daños cerebrales

Todo nuestro cuerpo depende del buen funcionamiento de las arterias. El cerebro, por ejemplo, depende del suministro saludable de sangre llena de oxígeno para funcionar adecuadamente. No obstante, la hipertensión puede causar una disminución del suministro de sangre al cerebro.

La hipertensión arterial puede ocasionar ataques isquémicos transitorios, que son bloqueos temporales del flujo de sangre hacia el cerebro. Puede ocasionar síntomas como hormigueo, problemas de equilibrio repentino, confusión, dolor de cabeza severo, entre otros. No obstante, los síntomas aparecen repentinamente y desaparecen por sí solos.

Aunque también, la hipertensión puede ocasionar bloqueos significativos en el flujo de sangre hacia el cerebro causando muerte en las células cerebrales. Es lo que se conoce como accidente cerebrovascular isquémico, pero en este caso, los síntomas no desaparecen y puede ser mortal.

Por otro lado, también se ha demostrado que cuando una persona tiene hipertensión arterial, pero no lo sabe o no la controla, esta puede alterar sus funciones cognitivas. Es decir, puede afectar la memoria, capacidad de aprender, pero también la habilidad de razonar y hablar.

La hipertensión arterial puede ocasionar un tipo de demencia causada por un aporte insuficiente de sangre rica en oxígeno al cerebro. Es lo que se conoce como "demencia vascular".

Daño en los riñones

Los riñones son órganos capaces de filtrar la sangre a través de una red de vasos sanguíneos. Sin embargo, la hipertensión arterial puede alterar el funcionamiento renal y causar daño renal y enfermedad renal crónica.

Bases del tratamiento médico convencional

Es conveniente identificar siempre qué tipo de hipertensión se tiene para enfocar el mejor tratamiento.

Por ejemplo, las personas con hipertensión primaria, pueden obtener buenos resultados cambiando su estilo de vida, es decir, dejar el alcohol, dejar de fumar, establecer modificaciones dietéticas, comenzar a realizar actividad física regular, entre otras.

También puede ser necesario que tu médico te indique tomar medicamentos para controlar la presión arterial. Aunque las modificaciones en el estilo de vida, siempre es la primera opción.

Por otro lado, tenemos la hipertensión secundaria la cual puede llegar a curarse una vez detectada y tratada el otro problema de salud responsable de ocasionar aumento de la presión arterial.

Siempre que sospeches que puedas tener problemas de presión arterial, ve con tu médico, quizá exista alguna condición de salud que esté ocasionando el problema.

Medicamentos utilizados para la hipertensión arterial

El tratamiento médico convencional, suele incluir una fase de "ensayo y error" con medicamentos para la presión arterial a fin de identificar el más efectivo para ti. Ya que todas las personas son diferentes, puede que no se obtengan los resultados deseados con todos los tratamientos.

No obstante, hay una larga lista de alternativas que pueden ayudarte a controlar la tensión arterial alta.

Betabloqueantes. Se encargan de hacer que el corazón lata con menos fuerza y más lento. El objetivo es reducir la cantidad de sangre bombeada en cada latido para disminuir la presión arterial. Además, puede bloquear algunas hormonas del cuerpo que incrementan la presión arterial. Ejemplos:

- Atenolol.
- Bisoprolol.
- Acebutolol.
- Timolol.
- Propanolol.

Diuréticos. Aumentan la eliminación de sodio a través de la orina para que, a su vez, sea eliminado el exceso de líquido de la sangre para reducir la presión arterial. Existen muchos tipos distintos de diuréticos. Algunos ejemplos son:

- Diuréticos tiazídicos (clorotiazida, metolazona, hidroclorotiazida, otros).
- Diuréticos ahorradores de potasio (amilorida, espironolactona, triamtereno, otros).
- Diuréticos de asa (furosemida, bumetanida, torsemida, otros).
- Diuréticos combinados.

Inhibidores de la enzima convertidora de angiotensina (IECA). Bloquean la producción de una hormona conocida como "angiotensina II" la cual hace que los vasos sanguíneos se vuelvan estrechos aumentando la presión. Básicamente ocasionan que los vasos sanguíneos contraídos se expandan para permitir el flujo de sangre normal. Ejemplos:

- Captopril.
- Quinapril.
- Fosinopril.
- Enalapril.
- Ramipril.

Antagonistas de los receptores de angiotensina II (ARA-II). Este grupo de medicamentos evita que la angiotensina II afecte a los vasos sanguíneos, ejerce un efecto protector contra la acción de esta hormona. Ejemplos:

- Candesartán.
- Eprosartán.
- Iversartan.
- Losartan.

Otros grupos de medicamentos utilizados para la presión arterial:

- Bloqueadores de canales de calcio (felodipino, amlodipino, nifedipina, diltiazem, entre otros).
- Agonistas centrales (metildopa, clonidina, guanfacina).
- Bloqueadores alfa (doxazosina, terazosina, otros).
- Bloqueadores alfa-beta (labetalol, carvedilol).
- Vasodilatadores (hidralazina, otros).

- Inhibidores directos de renina (aliskiren, otros).
- Antagonistas del receptor de aldosterona (esplerenona, espironolactona).

CAPÍTULO 8. RECETAS DE COCINA SALUDABLES

Las modificaciones en la dieta, son una herramienta imprescindible para ayudar a reducir los niveles de presión arterial.

Diversas investigaciones han demostrado que cuando incluimos ciertos alimentos a la dieta y restringimos otros, los niveles de presión arterial pueden regresar a la normalidad.

De hecho, enfoques dietéticos para hipertensos como la dieta DASH o la dieta mediterránea, pueden reducir la elevadas la tensión arterial alta y prevenir complicaciones asociadas a esta.

En este capítulo conocerás una serie de recetas saludables con alimentos ideales para reducir la presión arterial alta.

Camarones con ajo y espinacas la combinación perfecta para la salud cardiovascular

Las recetas saludables, pueden ser, además, extraordinariamente suculentas. Este platillo fácil y práctico, es el ejemplo perfecto, ya que combina ingredientes con mucho sabor, pero muy poderosos para reducir tu presión arterial.

Información nutricional:

- Calorías: 226 calorías.
- Grasa saturada: 1,7 g

- Carbohidratos: 5,1 g
- Proteína: 26,4 g
- Bajo en calorías.
- Bajo en sodio.
- Sin gluten
- Porciones: 4 porciones.
- Tiempo de preparación estimado: 25 a 40 minutos.

Ingredientes:

- 500 gr de camarones (alrededor de 21 o 30 unidades limpiadas previamente, es decir, sin caparazón y desvenados).
- 500 gr de espinacas.
- 1 ½ cucharadita de ralladura de limón.
- 1 cucharada de jugo de limón.
- 6 dientes de ajo de tamaño mediano (picados en rodajas).
- ¼ de cucharadita de pimiento rojo triturado.
- ¼ de cucharadita de sal más 1/8 cucharadita de sal adicional (divide estas cantidades).
- 3 cucharadas de aceite de oliva extra virgen.
- 1 cucharada de perejil fresco y picado finamente.

Preparación:

Calienta 1 cucharada de aceite de oliva en una olla grande, coloca la temperatura a fuego medio. Añade la mitad del ajo y cocínalo hasta que comience a adquirir un color dorado, esto puede tomar entre 1 a 2 minutos. Luego, añade la espinaca previamente lavada y cortada, y también coloca el ¼ de cucharadita de sal y revuelve todo y deja cocinar tapando la olla.

Revuelve ocasionalmente hasta que ablande, puede ser necesario revolver 2 o 3 veces durante 3 a 5 minutos.

Retira la preparación del fuego y agrega el jugo de limón. Transfiere la preparación en otro recipiente, pero preferiblemente que mantenga caliente la preparación.

Aumenta la temperatura a fuego medio-alto y añade 2 cucharadas de aceite restante a la misma olla de la preparación anterior. Agrega el ajo restante y cocina durante 1 o 2 minutos o hasta que comience a dorarse. Agrega también los camarones, el pimiento rojo triturado y la sal restante (1/8 cucharadita de sal). Cocina revolviendo hasta que los camarones queden bien cocidos, esto puede tomar entre 3 a 5 minutos.

Sirve los camarones colocándolos sobre las espinacas y espolvoreando sobre ellos la ralladura de limón y el perejil.

Recomendaciones:

Compra siempre camarones tan frescos como sea posible. Probablemente no puedas pescarlos tú mismo, pero puedes seguir algunos tips que te ayudarán a reconocer la frescura en los camarones:

Elije camarones con cabeza y asegúrate que no esté oscurecida. La cabeza oscurecida del camarón indica que no está fresco.

Debe oler a agua salada, cualquier otro olor, podría indicar que el camarón no es fresco.

El color debe ser parejo y uniforme. No compres camarones con líneas o manchas azules o amarillas.

Si compras empaquetados, asegúrate que el empaque no tenga agujeros ni abolladuras.

Las antenas y las patas no deben desprenderse con facilidad cuando el camarón está fresco.

Beneficios para la salud

Ajo

Además de ser delicioso, el ajo es considerado como un antibiótico y antifúngico natural. Esto se debe a uno de sus componentes conocidos como alicina, la cual es responsable de muchos de sus beneficios para la salud.

Algunos estudios, afirman que el ajo es capaz de incrementar la producción de óxido nitrico en el cuerpo. El aumento del óxido nítrico contribuya a relajar y suavizar no solo los músculos lisos, sino también relaja los vasos sanguíneos dilatados. Como resultado, el ajo contribuye en la reducción de los niveles de presión arterial alta.

De hecho, existen estudios donde se muestra que el consumo de extracto de ajo, ayuda a disminuir la presión arterial tanto sistólica como la diastólica en personas con hipertensión arterial.

Además, otro beneficio es que el ajo puede realzar el sabor de las comidas saladas, por lo que reduce la necesidad de añadir más sal a la comida. Adereza tus comidas con ajo en lugar de sal y obtendrás platillos, además de exquisitos, amigables con la salud del corazón.

Otros beneficios del ajo:

- Muy nutritivo, contiene manganeso, vitamina B6, vitamina C, selenio y fibra, pero muy bajo en calorías.

- Estimula la función del sistema inmunológico.
- Mejora los niveles de colesterol. Esto reduce el riesgo de enfermedades del corazón.
- Contiene antioxidantes que podrían reducir el riesgo a desarrollar enfermedades como la demencia y el Alzheimer.
- Podría mejorar el rendimiento físico durante el ejercicio.
- Ayuda al cuerpo a desintoxicarse de metales pesados.
- Mejora la salud ósea de las mujeres postmenopáusicas.

Espinacas

La espinaca es una verdura de hoja verde originaria de Persia. Es rica en vitamina A, vitamina C, vitamina K1, ácido fólico, hierro y calcio. Además, contiene gran cantidad de nitratos, una sustancia que ayuda a relajar los vasos sanguíneos y ayudan a reducir la presión arterial.

Las espinacas son ricas en otras sustancias como antioxidantes, magnesio, calcio y potasio, los cuales también ofrecen beneficios para las personas con la presión arterial elevada.

También, la sopa de espinaca ayuda a reducir la rigidez de las arterias ayudado a disminuir la presión arterial mientras cuida el corazón.

Otros beneficios de salud:

- Reduce el estrés oxidativo de los radicales libres.
- Mejora la salud ocular.
- Podría contribuir en la prevención del cáncer.

- Ayuda a las personas con anemia por deficiencia de hierro.

Camarones

Los camarones contienen una serie de nutrientes que contribuye a la salud. Por ejemplo, los ácidos grasos omega-3 y los antioxidantes.

Varios estudios muestran que consumir camarones contribuye a la reducción de los triglicéridos y a mejorar las cifras de la tensión arterial. Además, ayuda a aumentar el colesterol HDL o colesterol "bueno" en un 12%.

A pesar los camarones son altos en colesterol, algunos estudios muestran que el consumo regular de camarón no parece incrementar el riesgo de enfermedad cardíaca, por el contrario, puede ofrecer muy buenos beneficios.

Desayuna pan de banana para empezar el día lleno de energía controlando la presión arterial

Un delicioso pero clásico pan ideal para el desayuno o la merienda. Es una opción más saludable sin grasas saturadas ni azúcares añadidas que te hará agua la boca. Puedes acompañarlo con plátano o banana en rodajas, bayas mixtas o yogur griego natural sin grasa.

Información nutricional:

- Calorías: 88 por porción.
- Grasa total: 3,5 g
- Grasa saturada: 0,5 g
- Grasa trans: 0 g
- Carbohidratos: 13 g

- Proteína: 2 g
- Fibra: 1 g
- Porciones: 24 porciones (cada porción es del tamaño de una rodaja de pan).

Ingredientes:

- 2 tazas de harina todo uso.
- 4 bananas o plátanos medianos semiduros (machácalos con el tenedor).
- 3 cucharaditas de polvo de hornear.
- 18 paquetes de edulcorante Stevia.
- 3 cucharadas de edulcorante Stevia.
- ½ cucharadita de bicarbonato de sodio.
- ½ cucharadita de canela en polvo.
- 1 huevo grande.
- 1/3 taza de aceite de oliva extra ligero.
- 1/2 taza de jugo de naranja 100% natural.
- 1 taza de nueces picadas (opcional).
- Spray para cocinar.

Preparaciones:

Inicia la precalentando el horno a unos 350 º F (177 º C).

Con el spray para cocinar, rocía el aceite en aerosol ligeramente dos moldes para pan, preferiblemente de 9 x 5 x 3 pulgadas.

En un tazón de gran tamaño, coloca la harina y mezcla todos los ingredientes en polvo (es decir, el edulcorante de Stevia, el bicarbonato de sodio, el polvo de hornear y la canela). Asegúrate que todos los ingredientes se encuentren bien mezclados.

En otro tazón esta vez de tamaño mediano, mezcla las bananas, el huevo, el jugo de naranja y el aceite de oliva ligero. Mezcla bien todos los ingredientes.

Cuidadosamente, comienza a verter la mezcla de la harina revolviendo suficiente para que la harina se humedezca, pero no se distinga de la mezcla. Añade la taza de nueces.

Coloca la masa en los moldes pero que solo llene la mitad de estos. Alisa la parte superior de la mezcla.

Lleva los moldes al horno y déjalos hornear durante 40 minutos o hasta que esté listo. Para revisar si está listo, introduce un palillo de madera en el centro sabrás que está terminado cuando el palillo salga limpio. Transfiere los moldes a una rejilla para enfriar y sirve tus panes cuando estén listos.

Recomendaciones:

Este delicioso pan, es una excelente opción para preparar y comer después, sin embargo, evita comerlo si tiene más de 4 días. Puedes también colocarlo en el congelador para que dure más tiempo. Guarda el pan en un lugar seco y fresco.

Beneficios para la salud

Los plátanos o bananas, son frutas excepcionales. Contiene gran cantidad de nutrientes como vitamina C, vitamina B6, magnesio, cobre, fibra y potasio.

La American Heart Association, recomienda que la ingesta diaria de potasio para un adulto promedio, debe ser de 4700 mg.

En tan solo 1 plátano o banana medianos, se encuentran 420 mg de potasio. Es decir, alrededor de

Ahora bien, los alimentos ricos en potasio, son muy importantes para conseguir un buen control de la presión arterial.

Cuanto más potasio consumas, más sodio perderás a través de la orina y, como resultado, los efectos del sodio sobre la presión arterial serán menores.

Además, el potasio también contribuye a obtener alivio de la tensión de los vasos sanguíneos. Esto es fundamental para reducir la presión arterial alta.

De hecho, una serie de investigaciones mostraron que las dietas con alto contenido en potasio, puede reducir la presión arterial y reduce en un 27% el riesgo de enfermedad cardíaca.

Por otro lado, los plátanos tienen una cantidad considerable de magnesio, que también beneficia a la salud del corazón.

Otros beneficios para la salud:

- Mejoran la salud digestiva.
- Contribuyen a la pérdida de peso ya que promueve la saciedad y reduce el apetito.
- Es rico en antioxidantes útiles para prevenir enfermedades cardíacas y degenerativas.
- Cuando se consume verde, los plátanos mejoran la sensibilidad a la insulina.
- Reduce los calambres y dolores musculares asociados al ejercicio.

¡Advertencia!

Las dietas con mucho contenido de potasio en personas que tengan problemas renales, pueden ser perjudicial.

Las enfermedades renales, alteran la forma en la que el cuerpo maneja el potasio. Este mismo riesgo puede ocurrir con ciertos medicamentos.

Si no tienes ningún problema de salud adicional a la tensión elevada, los plátanos o bananas son una excelente opción.

No obstante, si tienes alguna condición de salud, consulta con tu médico antes de iniciar una dieta alta en potasio.

Brochetas de sandía a la parrilla, un dulce placer que reduce tu presión sanguínea

Este delicioso y refrescante postre, además de tener un sabor inigualable, es una divertida manera de comer sandía. Y lo mejor, aprovechas todos los beneficios de la fruta.

Información nutricional:

- Calorías: 199 por ración.
- Grasa total: 4,1 g
- Grasa saturada: 0,3 g
- Grasa trans: 0 g
- Carbohidratos: 43,1 g
- Proteína: 2,4 g
- Fibra: 5.3 g
- Porciones: 4 porciones.

Ingredientes:

- 8 palillos para brochetas
- 2 tazas de sandía en trozos.
- 2 tazas de piña en trozos.

- 2 plátanos o bananas (previamente pelados y cortados en trozos grandes).
- 500 gr de fresas (sin tallos).
- 2 cucharaditas de miel.
- 2 cucharadas de vinagre balsámico.
- 1 cucharadita de aceite de canola.

Preparación:

El primer paso es en caso que utilices brochetas de madera. Debes dejarlas remojando en agua por lo menos durante 30 minutos antes de comenzar la preparación.

Comienza preparando la parrilla colocando el fuego medio – alto. Prepara cada fruta y córtalas en cubos medianos hasta que llenen dos tazas de cada fruta. Retira la cáscara de las bananas y córtalas en rodajas gruesas. Lava y retira el tallo de las fresas.

Con las 8 brochetas previamente preparadas, enhebra la fruta calculando 2 piezas de cada fruta por brocheta. Puede seguir la siguiente combinación: primero fresa, luego sandía, plátano, de nuevo fresa, piña, sandía y plátano. Una vez terminado de enhebrar todas las frutas, coloca las brochetas en una fuente o bandeja resistente para hornear.

En un pequeño tazón prepara el aderezo. Para ello mezcla las 2 cucharaditas de miel, con el vinagre balsámico y el aceite. Bate enérgicamente con un tenedor para incorporar todos los ingredientes. Utiliza un cepillo de cocina para rociar y glasea las frutas utilizando la mitad de la mezcla balsámica.

Asa las brochetas durante 8 a 10 minutos aproximadamente y voltéalas unas cuantas veces. Mientras las cocinas, rocía más de la mezcla balsámica restante. Retira tus brochetas de la parrilla ¡y a comer!

Recomendaciones

Para garantizar que las frutas no se muevan durante el proceso de asado, corta las frutas en trozos gruesos de modo que puedas colocarlas en cuñas en las brochetas.

Una opción más saludable para tus ensaladas de fruta, es asarlas en grandes rodajas, picarlas y mezclarlas con un poco de jugo de limón y aceite de oliva.

Puedes utilizar frutas como peras, mangos y cualquier fruta que prefieras.

Aunque es más fácil y rápido comprar el recipiente de fruta previamente picada, como en el caso de la sandía o la piña, comprar la fruta entera o cortada por la mitad podría ser más barato y aportar una mayor sensación de frescura.

Beneficios para la salud

La sandía es una fruta deliciosa y con un 90% agua, por lo que es ideal para mantener una buena hidratación. Además, la sandía contiene vitamina A, vitamina C, vitamina B1, B5 y B6 y minerales como el potasio y el magnesio. Sustancias fundamentales para la salud cardiovascular.

La sandía contiene un aminoácido conocido como citrulina, la cual ayuda a regular la presión arterial elevada. Esto lo hace, ya que la citrulina de la sandía, estimula la producción de óxido nítrico en el cuerpo. El óxido nítrico relaja los vasos sanguíneos y promueve arterias más flexibles. En conjunto, este efecto mejora el flujo de la sangre reduciendo la presión arterial.

Un estudio encontró que el extracto de sandía era capaz de reducir la presión arterial en personas de mediana edad que tenían hipertensión temprana y obesidad. Los investigadores afirmaron que esta reducción se debe los antioxidantes que contiene la sandía conocidos como arginina y citrulina.

Además, la sandía también contiene licopeno, otro antioxidante asociado a la protección contra enfermedades cardíacas.

Por otro lado, los fitoesteroles de la sandía, ayudan a regular el colesterol "malo" o colesterol LDL. Esto es importante, ya que se ha demostrado que luego de reducir el colesterol "malo" podría ayudar a prevenir la presión arterial alta y otras enfermedades cardiovasculares.

Otros beneficios de la sandía:

- Podría prevenir los síntomas del asma.
- Reduce el riesgo a desarrollar algunos tipos de cáncer como, por ejemplo, el cáncer de próstata.
- Mejora la regularidad intestinal y previene el estreñimiento.
- La sandía contiene colina, asociada a mejorar funciones cerebrales y del sistema nervioso. Por ejemplo, movimiento muscular, aprendizaje y memoria, entre otros.
- Beber jugo de sandía o comer sandía después del ejercicio, mejora el tiempo de recuperación.
- Mejora la salud de la piel y reduce los daños asociados al envejecimiento.

- Disminuye el riesgo de síndrome metabólico.
- Tiene efecto diurético natural.
- Ayuda a reducir la inflamación.

Reduce tu presión arterial con este delicioso pollo griego y pistachos

Esta suculenta receta griega combina sabores y aromas clásicos del mediterráneo para transportarte a una inigualable fiesta de sabores, pero conservando tu salud cardiovascular.

Información nutricional:

- Calorías: 333 calorías.
- Grasa: 6,5 g
- Carbohidratos: 32 g
- Proteína: 37 g
- Fibra: 6 g (24%).
- Porciones: 4 porciones.

Ingredientes:

- 1/12 tazas de caldo de pollo baja en sal y sin grasa.
- 10 libras (o 4,5 kilos) de espinaca congelada y picada (descongélala y exprímela previamente).
- 1 taza de arroz integral instantáneo.
- 2 tomates grandes picados finamente.
- 4 mitades de pechuga de pollo sin piel y deshuesadas (cada pieza debe pesar alrededor de 4 onzas o 110 gramos aproximadamente). Descarta toda la grasa visible.
- 8 onzas de yogur natural bajo en grasa o completamente sin grasa.
- 2 cucharaditas de ralladura de limón.
- 2 cucharadas de pistachos picados.

- 2 cucharadas de jugo de limón fresco.
- 1 cucharada de orégano fresco (picado muy fino).
- 1 cucharada de eneldo fresco cortado.
- 1 cucharadita de orégano seco desmenuzado.
- ½ cucharadita de canela molida.
- ¼ cucharadita de pimienta negra o blanca.
- Orégano fresco, ralladura de limón y eneldo adicional al anterior.

Preparación:

Coloca el horno a precalentar a unos 375 ° F o 190 ° C.

Necesitarás un recipiente apto para hornear puede ser de vidrio o metal, pero debe tener unas 8 pulgadas. Mezcla en el recipiente el caldo de pollo, los tomates, el arroz, las espinacas, la ralladura de limón, las dos cucharadas de pistachos y las 2 cucharadas del jugo de limón. También agrega a esta mezcla 1 cucharada de orégano, la canela y la pimienta. Empuja la mezcla hacia los lados del envase.

Coloca las pechugas de pollo en el centro de la mezcla de arroz. Coloca un poco de mezcla sobre las pechugas y cubre la bandeja con papel aluminio.

Hornea el pollo durante 50 a 60 minutos o hasta que esté listo. Tu platillo estará terminado cuando el arroz esté tierno y el pollo ya no esté rosado en el centro.

Mientras el pollo y el arroz están en el horno, mezcla el yogur con las 2 cucharaditas de jugo de limón adicionales.

Al momento de servir, vierte sobre el pollo y el arroz la mezcla de yogur. Espolvorea algunos pistachos más sobre la mezcla.

Decora tu preparación con orégano, eneldo y la ralladura de limón restantes. ¡A disfrutar!

Recomendaciones:

Este platillo puedes congelarlo para comerlo después. No obstante, retrasa la preparación del yogur para el momento que vayas a servirlo. Prepara el aderezo de yogur y limón poco antes de servir y con el plato calentado previamente.

Otra manera de estimar el tamaño de las porciones es calcular 3 onzas de pollo y 1 taza de arroz y verduras aproximadamente.

Beneficios para la salud

Pollo

Si tienes la presión arterial elevada, en realidad deberías reducir el consumo de pollo y de pavo a 2 porciones por semana. Sin embargo, cuando retiras toda la grasa visible, el pollo es una muy buena fuente de proteínas animal, mucho más saludable que las carnes rojas.

Ahora bien, los pistachos y el limón son realmente las estrellas de este platillo para reducir tu presión arterial alta. ¡Veamos cómo lo hacen!

Pistachos

Se trata de unos verdes y deliciosos frutos secos capaces de reducir la presión arterial. Los pistachos contienen proteínas, fibra, vitamina B6 y B1 y minerales como potasio, fósforo, manganeso y cobre.

Un estudio señaló que cuando se incluyen pistachos en una dieta moderada en grasas, se puede obtener una reducción de la presión arterial en momentos estresantes. Esto se debe a que los pistachos están llenos de fibra, grasas insaturadas y minerales asociadas a la reducción de la presión arterial.

Además, los pistachos ayudan a reducir los niveles de colesterol.

Otra investigación afirmó que comer 2 porciones de pistachos al día pueden ayudar a disminuir el riesgo de problemas cardiovasculares. Esto se debe a que los pistachos ayudan a regular los niveles de colesterol en la sangre.

Un análisis realizado en Canadá, mostró que comer frutos secos reduce significativamente la presión arterial. No obstante, el mismo análisis observó que los pistachos tienen un efecto más poderoso en la disminución de la presión arterial alta.

Por otro lado, los pistachos son una fuente extraordinaria de L-arginina, la cual se transforma en óxido nítrico dentro del cuerpo. El resultado es el aumento de salud de los vasos sanguíneos.

Otros beneficios del pistacho:

- Contiene muchos antioxidantes.
- Es bajo en calorías, pero con muchísimas proteínas.
- Contribuye a la pérdida de peso.
- Promueve la salud de digestiva al mejorar la microbiota natural de los intestinos.
- Ayuda a controlar los niveles de azúcar en la sangre.

¡Advertencias sobre el pistacho!

Si comes pistachos tostados, debes tener cuidado con el sodio, ya que algunas preparaciones de pistachos tostados se les añade mucha sal.

En una taza de pistachos tostados en sal puedes obtener unos 526 miligramos de sodio. Tanta sal ocasionará aumento de tu presión arterial. Es mejor consumir pistachos crudos ya que en una taza hay tan solo 1 miligramo de sodio aproximadamente.

No obstante, las personas con intolerancia al fructano, deben tener cuidado al comer pistachos, ya que podría ocasionar molestias estomacales.

Limón

Las frutas cítricas como los limones, las naranjas o las toronjas, tienen interesantes efectos reductores de la presión arterial. Esto se debe a que son frutas ricas en vitaminas, minerales y otros compuestos que ayudan a mantener el corazón sano. Además, cuidan los vasos sanguíneos.

Un estudio en Japón, mostró que consumir jugo de limón combinado con caminatas diarias, se asocia a una reducción de la presión arterial sistólica. Los investigadores relacionan este efecto a la gran cantidad de ácido cítrico y flavonoides encontrados en los limones.

Otros beneficios de los limones:

- Ayudan a controlar el peso.

- Podría reducir el riesgo a desarrollar cálculos renales en personas que ya hayan tenido cálculos previamente.
- Los limones contienen hierro y podrían prevenir las anemias por deficiencia de este mineral.
- Podría disminuir el riesgo a desarrollar cáncer.
- La pectina que contienen los limones es un tipo de fibra que mejora la salud digestiva.

¡Advertencias sobre los limones!

Debido que los limones contienen mucho ácido, es posible que el jugo de limón no sea conveniente para personas con úlceras bucales, ya que podría incrementar o provocar la sensación de escozor.

Por otro lado, las personas que sufren recurrentemente de síntomas de reflujo ácido, es posible que tengan la enfermedad de reflujo gastroesofágico. Si es tu caso, evita consumir limón y otras frutas cítricas, ya que podría empeorar los síntomas y malestar de acidez.

Come pescado en salsa de kiwi y fresas para mejorar tu sistema inmunológico y reducir tu presión arterial

Una exquisita receta de pescado aderezado con salsa de frutos exóticos. Tan solo necesitas 10 minutos para su preparación.

Información nutricional:

- Calorías: 155 por ración.
- Grasa total: 2,5 g
- Grasa saturada: 0,5 g

- Grasa trans: 0 g
- Carbohidratos: 10 g
- Proteína: 24 g
- Porciones: 4 porciones.

Ingredientes:

<u>Para el pescado</u>

- 4 piezas de filete de pescado (cada uno debe pesar unas 4 onzas). Puedes elegir pescado blanco escamoso como el lenguado, la tilapia, el pescado rojo o el que más prefieras.
- 2 cucharaditas de comino.
- 2 cucharadas de chile en polvo.
- 2 cucharaditas de ajo en polvo.
- 2 cucharaditas de pimentón.
- ½ cucharadita de sal.

<u>Para la salsa de kiwis y fresas</u>

- 1 ½ taza de fresas picadas en cubitos. También puedes sustituirlas por melón o mango según tus preferencias o la temporada.
- 1 kiwi mediano pelado y picado en forma de cubitos.
- 2 cucharaditas de jugo de limón.
- 2 cucharadas de cilantro fresco picado.
- ¼ jalapeño mediano sin semilla y picado finamente (opcional).
- ¼ taza de cebolla morada cortado en finas rodajas (opcional).

Preparación:

Mezcla los ingredientes secos en un tazón pequeño, es decir, el chile en polvo, el comino, el ajo en polvo, el pimentón y la sal.

Vierte sobre el pescado la mezcla de los condimentos sobre el pescado. Debe quedar cubierto generosamente solo por uno de los lados del pescado.

Rocía el sartén con aceite en aerosol y calienta a fuego alto. Con el extremo condimentado del pescado hacia abajo, cocina durante unos 3 minutos en el sartén. Mientras se cocina el lado contrario, agrega el resto del condimento sobre el pescado. Voltea el pescado y cocina durante 3 minutos más.

Para preparar el aderezo de kiwi y fresa, tan solo añade los ingredientes en un tazón mediano y mezcla bien todos ellos para conseguir integrar los sabores.

Sirve el pescado vertiendo sobre cada filete el aderezo de kiwi y fresas. ¡Disfrútalo!

Recomendación:

Mantén frío el aderezo hasta servir. Si dispones de tiempo suficiente, prepara la mezcla al menos 1 o 2 horas antes de servir para conseguir que los jugos y sabores se mezclen aún más.

Siempre elige pescados frescos para cocinar tus recetas.

Beneficios para la salud

Pescado

Los pescados son una fuente natural de grasas saludables conocidas como omega-3. Estas grasas poseen muchos beneficios para la salud cardiovascular, especialmente porque ayudan a controlar los triglicéridos y el colesterol.

También, el omega-3 contribuye a reducir la inflamación y ayuda a disminuir los niveles de compuestos conocidos como oxilipinas, los cuales pueden causar contracción en los vasos sanguíneos.

Algunas investigaciones han mostrado que las personas con niveles más elevados de omega-3, tenían también cifras más bajas de presión arterial. Comer más pescados podría ayudar a disminuir tu riesgo a desarrollar hipertensión arterial.

Otros beneficios del pescado:

- Rico en nutrientes.
- Reducen el riesgo de accidentes cerebrovasculares y ataques cardíacos.
- Mejoran las funciones y la salud cerebral.
- Previene y reduce los síntomas de la depresión.
- Disminuye los síntomas de enfermedades inflamatorias.
- Previene los síntomas del asma en niños.
- Cuida la vista del envejecimiento.
- Mejora la calidad del sueño.

Kiwi

Según un estudio realizado en Noruega, comer una porción diaria de kiwi, ayuda a disminuir la presión arterial en personas con niveles levemente elevados.

Los investigadores de este estudio analizaron el efecto de comer kiwi diariamente durante 8 semanas. El resultado, fue la disminución de la presión arterial tanto sistólica como la diastólica.

Este efecto puede deberse a la gran cantidad de antioxidantes y vitamina C que contienen los kiwis.

Otros beneficios para la salud:

- Reduce los síntomas del asma.
- Mejora la digestión gracias a su alto contenido de fibra.
- Estimula la función del sistema inmunológico, por lo que podría reducir el riesgo de algunas enfermedades.
- Reduce la coagulación de la sangre.
- Previene la degeneración macular que ocasiona pérdida de visión asociada al envejecimiento.

¡Advertencias sobre el kiwi!

Aunque el kiwi es inofensivo para la mayoría de las personas, en algunos casos puede no ser la mejor opción.

Algunas personas pueden presentar alergias al kiwi. Los signos principales que aparecen en una persona con alergia a esta fruta es la picazón en la garganta, dificultad para tragar, lengua hinchada, vómitos y urticaria.

Las personas que tienen alergia a las avellanas, los aguacates, el látex, los higos, el trigo o las semillas de amapola tienen alto riesgo de desarrollar alergias luego de comer kiwis.

También, es posible que el kiwi aumente el riesgo de sangrados si estas tomando algún medicamento para coagular la sangre. Por esta razón, tampoco es recomendable comer kiwis si tienes alguna enfermedad hemorrágica o si te someterás a una cirugía próximamente.

CAPÍTULO 9. REMEDIOS CON PLANTAS MEDICINALES

El uso de plantas como tratamiento y manejo para enfermedades cardiovasculares va cada vez más en aumento.

Los remedios a base de hierbas cuentan con un conjunto de sustancias naturales efectivas para contribuir a la reducción de la presión arterial alta.

El uso de terapias a base de plantas puede ofrecer una alternativa para aquellas personas con hipertensión que no responden apropiadamente a la medicación antihipertensiva.

Se estima que al menos un 70% de las personas en países desarrollados, prefiere recurrir a la medicina alternativa, por ejemplo, el uso de hierbas.

En este capítulo conoceremos algunas de las plantas medicinales utilizadas para reducir los niveles de tensión arterial alta.

Toma Bacopa monnieri para estimular la función cerebral y mejorar la presión arterial

También conocida como Brahmi, Gratiola de hojas de tomillo, hierba de la gracia e hisopo de agua. Se trata de una planta que crece en lugares tropicales y húmedos. A menudo se utiliza en acuarios ya que prospera muy bien bajo el agua.

Esta planta crece específicamente en áreas pantanosas del sur de Asia y, es utilizada como tratamiento de diversas dolencias.

Beneficios para la salud

Esta es una planta muy rica en antioxidantes poderosos que ayudan a combatir el daño celular. Además, contiene compuestos activos como los bacósidos, los cuales evitan que las moléculas de grasa reaccionen con los radicales libres. Esta reacción incrementa el riesgo de trastornos neurodegenerativos como el Parkinson y el Alzheimer.

Algunos estudios muestran que *Bacopa monnieri*, contribuye a la reducción de la presión arterial alta tanto diastólica como sistólica. Esto se debe a que estimula los vasos sanguíneos para producir óxido nítrico y conseguir su relajación.

Bacopa monnieri parece reducir la presión arterial solo cuando se encuentra por encima de los rangos normales. No reduce la presión arterial normal.

Estos resultados fueron obtenidos en varios estudios animales. No obstante, las investigaciones en humanos son escasas y con resultados variables.

Otros beneficios para la salud:

- Reducen la inflamación tan efectivamente como la indometacina y el diclofenaco.
- Mejora la función cerebral, especialmente el aprendizaje y la memoria.
- Ayuda a reducir los síntomas del trastorno por déficit de atención con hiperactividad (TDAH).

- Previenen la ansiedad y el estrés.
- Tiene propiedades anticancerígenas, por lo que pude prevenir el desarrollo de algunos cánceres.

¿Cómo tomarlo?

Bacopa monnieri es una planta muy fácil de localizar. Puedes comprarla en tiendas naturistas o en compras en línea. Está disponible en varias presentaciones incluidas polvos y cápsulas.

También puedes tomarlo en forma de planta seca para infusión, aunque es más difícil de encontrar.

La dosis diaria recomendada de esta planta, es 300 a 400 mg diarios. Aunque las recomendaciones pueden variar de acuerdo al producto.

Presentación en polvo

Mezcla con agua caliente para hacer un té relajante.

También puedes utilizarlo con una forma de mantequilla clarificada (ghee), para tomarlo como una bebida a base de hierbas.

¡Advertencia!

Puede causar síntomas digestivos como calambres estomacales, náuseas y diarrea. Aunque la mayoría de las personas no presentan efectos secundarios.

Su uso no se recomienda para mujeres embarazadas ya que no se conoce el efecto que sus componentes pueda causar en el feto.

De igual manera, si te encuentras durante la lactancia, se recomienda no consumir esta planta.

No tomes esta planta si tienes problemas de obstrucción biliar, trastornos digestivos o úlcera estomacal ya que, podría empeorar el problema.

Algunos informes señalan que esta planta podría aumentar el nivel de las hormonas tiroideas, por lo tanto, si tienes alguna afección o problema con la glándula tiroides, no utilices esta planta.

Bacopa monnieri, puede interactuar con algunos medicamentos como la amitriptilina, un fármaco empleado para aliviar el dolor.

Consulta con tu médico antes de comenzar a consumir esta planta de manera regular.

Apio, la planta asiática que baja tu tensión alta mientras promueve tu salud

Conocida por su nombre científico *Apium graveolens*, esta planta es originaria de zonas subtropicales y templadas de África y Asia. En algunas regiones se le conoce como celery, su nombre en inglés.

Es una planta bondadosa y deliciosa, utilizada no solo como ingrediente en muchas recetas, sino también empleada como tratamiento medicinal.

Actualmente, el apio ha recibido mucha atención como un moderno "superalimento" ya que su consumo ofrece interesantes beneficios a la salud debido a su abundante cantidad de vitaminas, minerales y antioxidantes.

Beneficios para la salud

El apio tiene elevados niveles de vitamina K y, además, contiene muy buenos niveles de vitamina A, vitamina B2, B2 y también vitamina C. En el apio se encuentran minerales como potasio, manganeso y gran cantidad de fibra dietética.

Tanto la planta de apio como sus semillas, son ricas en sustancias conocidas como fitonutrientes, unas sustancias químicas con poderosas propiedades antiinflamatorias y antioxidantes.

Es por esta razón que distintas partes del apio, son utilizadas para preparar distintas formulaciones medicinales, debido a que tiene propiedades antihipertensivas, antimicrobianas, antiinflamatorias, entre otras.

Reduce la presión arterial alta

Varias investigaciones han identificado una sustancia química en las semillas de apio conocida como 3-n-butilftalida (3nB). Esta sustancia además de ser responsable del sabor y el olor del apio, tiene propiedades reductoras de la presión arterial.

Los investigadores sospechan que las sustancias antihipertensivas del apio deben su efecto al reducir la intensidad de algunas sustancias del cuerpo que aumentan la presión arterial. Además, reduce la acumulación de depósito de grasa dentro de las arterias mientras incrementa la elasticidad de los vasos sanguíneos.

Algunas investigaciones afirman, que utilizar diariamente el extracto de semilla de apio durante 4 semanas puede reducir la presión arterial en un 12%. Esta reducción puede ser muy beneficiosa para personas con presión arterial elevada leve a moderada.

Por otro lado, el contenido de flavonoides del apio, disminuye el estrés oxidativo y potencia mecanismos antioxidantes.

Es posible que el apio pueda ser utilizado para aliviar algunos tipos de hipertensión asociadas al hígado.

Otros beneficios para la salud:

- La acción antiinflamatoria de la luteolina del apio reduce los síntomas de la alergia y el asma.
- Podría reducir los síntomas de la artritis.
- Previene enfermedades neurodegenerativas. También mejora las funciones cognitivas.
- Retrasa la evolución de células cancerígenas y previene la metástasis.
- Mejora las cifras de colesterol.
- Cuida la salud del corazón.
- A dosis moderadas, el apio protege la fertilidad en hombres.

¿Cómo tomarlo?

El apio es una planta muy versátil. Puedes agregarlo en tus recetas, tomarlo como jugo o en sopas, hervirlo como infusión, tomar extracto de semillas de apio, entre otras. Puedes consumirlo como quieras.

A continuación, conocerás algunas preparaciones sencillas con apio:

Jugo de apio

Para esta receta necesitarás un exprimidor y dos manojos de apio. Sigue las siguientes instrucciones:

- Corta la base del apio.
- Coloca el apio en un colador y enjuágalo muy bien.
- Pasa los manojos de apio a través del exprimidor.
- Bebe inmediatamente. Si debes guardarlo, sella cuidadosamente el recipiente y almacénalo en el refrigerador.

Variación: también puedes preparar el jugo en la licuadora, sin embargo, debes cortar el apio en trozos pequeños y añadir media taza de agua. También puedes combinarlo con media taza de jugo de tu fruta preferida, pero sin azúcar añadida. Licúa durante un minuto y pásalo por el colador.

Té de apio

Lava el apio y corta la base blanca. Es decir, que solo queden los tallos.

Coloca agua a hervir e introduce los tallos con sus hojas.

Ajusta la temperatura a fuego lento y déjalo cocinar por media hora.

Pásalo a través de un colador y sirve.

Extracto de semillas de apio: puede utilizarse a dosis diaria de 300 mg/kg de peso corporal.

¡Advertencias!

El apio, aunque es una planta natural, puede también representar algunos riesgos para algunas personas.

El apio contiene una sustancia llamada psoraleno, la cual reacciona a la luz del sol. Si comes demasiados apios en conjunto con otras sustancias o alimentos con mucho psoraleno, puede incrementarse en tu piel la sensibilidad a la luz ultravioleta.

El resultado es mayor riesgo a desarrollar daño solar, dermatitis y envejecimiento de la piel por exposición al sol.

Algunas personas pueden ser tan sensibles al psoraleno que tan solo con tocar algún alimento con esta sustancia, puede causar que la piel se irrite.

Riesgo de alergia

Aunque no es frecuente, algunas personas pueden tener alergia al apio caracterizada por la aparición de reacciones en la piel, problemas respiratorios y malestar digestivo.

En casos muy inusuales, la alergia al apio puede causar anafilaxia, una reacción alérgica grave y potencialmente mortal. Los síntomas de anafilaxia incluyen respiración dificultosa, opresión dentro de la garganta, hinchazón, ronquera repentina, mareos y desmayos, dolor abdominal, entre otros.

Contiene sal

Es cierto que el apio tiene un efecto hipotensor, sin embargo, todo en exceso no es tan bueno y el apio, no es la excepción.

Alrededor de 30 mg de sodio se encuentran en 1 tallo mediano de apio, es decir, unos 40 gramos. Si tienes presión arterial alta, debes evitar el exceso de sal o sodio, ya que ocasiona retención de líquidos y aumenta la presión arterial.

El uso de extractos o suplementos de apio, siempre debe ser consultado con tu médico antes de consumirlos. Más aún si te encuentras en cualquier tipo de tratamiento médico o si tienes algún problema de salud adicional.

Bebe té de azafrán para mejorar tu estado de ánimo, tu presión arterial y tu vida sexual

El azafrán llamado científicamente como Crocussativus, se trata de una hierba sin tallo, pero cuyos beneficios medicinales han sido utilizados dese hace más de 4000 años.

El azafrán es originario del continente de países como irán, Pakistán, India, pero también se encuentra en España, Grecia y Marruecos.

Esta exótica planta goza por tener la reputación de ser la especia más costosa del mundo ya que debe cosecharse a mano. Además, se requiere una cantidad enorme de flores y estigmas secos para obtener tan solo 1 kilogramo de azafrán.

Para que se produzca azafrán, deben transcurrir 3 años para que la planta como semilla produzca flores. Cada planta produce 3 o 4 flores y cada flor aporta tan solo tres estigmas que son las estructuras filiformes de la flor.

Se usa con frecuencia en las comidas por que aporta un sabor y color agradables.

Beneficios para la salud

El azafrán tiene muchas sustancias naturales que aportan diversos beneficios a la salud. Por ejemplo, contiene flavonoles como el kaempferol y carotenoides como la crocina y crocetina a los que debe sus beneficios.

Tradicionalmente, el extracto de azafrán se utiliza para el tratamiento de malestares digestivos, alivio de la tos, expectorante, como afrodisiaco, calmante, protector cardiovascular, entre otros.

Los principales componentes asociados a la reducción de la presión arterial son la crocina, el safranal, la picrocrocina y la crocetina. Cada una de estas sustancias actúa de manera distinta consiguiendo muy buenos resultados antihipertensivos.

Un estudio mostró que consumir regularmente azafrán durante 7 días, ocasiona una caída importante de la presión arterial debido a que sus componentes relajan los vasos sanguíneos.

También los extractos de los pétalos de esta planta, tienen un alto nivel de antocianinas y flavonoides, que ayudan a modular la resistencia vascular periférica. A través de este mecanismo, también se obtiene una reducción de la presión arterial.

Los estudios en animales muestran, además, que esta reducción en las cifras tensionales solo afecta a las personas con presión arterial alta. Así que las personas con presión arterial normal, pueden consumir azafrán sin problemas.

El azafrán como afrodisiaco

Los estudios muestran que el azafrán puede tener propiedades que ayudan a aumentar la libido sexual, especialmente en personas que toman antidepresivos.

También existe evidencia que el consumo regular de azafrán durante 4 semanas puede mejorar la disfunción eréctil significativamente.

Otro estudio, mostró que las mujeres que toman antidepresivos, observaron un aumento del deseo sexual y la lubricación, además se redujo el dolor asociado al sexo.

Otros beneficios para la salud:

- Mejora el estado de ánimo y alivia los síntomas de la depresión.
- La crocina del azafrán mejora la sensibilidad de las células cancerígenas a la quimioterapia. También mata las células cancerígenas y suprime su crecimiento. Podría ser un buen aliado en la lucha contra el cáncer.
- Disminuye los síntomas del síndrome premenstrual.
- Reduce el apetito ayudándote a perder peso.
- Contribuye al control del azúcar en la sangre.
- Mejora la vista en adultos con degeneración macular por envejecimiento.
- Podría mejorar la cognición en personas con Alzheimer.

¿Cómo tomarlo?

El té de azafrán puede prepararse solo. También puedes mezclarlo con otras hierbas o especies u otras hojas de té.

- Aunque las preparaciones pueden variar, generalmente implican:
- Hierve el agua en una cacerola.
- Agrega el azafrán y demás componentes que quieras combinar.
- Deja reposar del mismo modo como prepararías una bolsita de té.
- Espera entre 5 a 8 minutos.
- Retira los hilos pasando por un colador tu infusión.

Té de azafrán con leche

Ingredientes:

- 1 ½ taza de leche.
- 1 taza de agua.
- 3 vainas de cardamomo (opcional).
- 15 a 25 hilos de azafrán.
- 2 cucharaditas de miel o edulcorante Stevia al gusto.

Para preparar esta infusión, coloca el agua y el cardamomo en una olla pequeña y déjala hervir. Durante 5 minutos, cocínalo a fuego lento.

Apaga el fuego y añade a la preparación los hilos de azafrán. Déjalos reposar durante 5 a 8 minutos al igual que la preparación de azafrán solo. Coloca los ingredientes restantes y calienta la leche revolviendo evitando que hierva. Finalmente, pásalo por el colador y disfruta.

¡Advertencias!

Generalmente se considera bastante seguro tomar hasta 1,5 g de azafrán al día. Sin embargo, exceder su consumo a más de 5 g al día puede tener efectos tóxicos.

En el caso de los suplementos de azafrán, parecen ser seguros cuando se consumen durante un breve período de tiempo, Sin embargo, es posible que algunas personas desarrollen efectos secundarios como ansiedad, malestar estomacal, cambios en el apetito, somnolencia y dolor de cabeza.

Las personas con trastorno bipolar, deben evitar el azafrán ya que, el consumo de esta planta puede desencadenar cambios en el humor.

Las mujeres embarazadas no deben consumir azafrán, debido a que puede ejercer un efecto estimulante indeseado en el útero. Tampoco debe consumirse durante la lactancia.

Es posible que algunas personas desarrollen alergias al azafrán. Las reacciones de este tipo pueden acompañarse con urticaria, problemas respiratorios entre otros. Cualquier reacción inusual que presentes luego de consumir azafrán debes consultar con tu médico.

Si te encuentras en tratamiento médico antihipertensivo o anticoagulante, no utilices azafrán como suplemento antes de consultar con tu médico.

Salvia roja una planta amigable con el corazón

También conocida como Danshen o salvia china, se trata de una planta tradicional de la medicina china. Su nombre científico es *Salviaemil tiorrhizae* y, ha sido utilizada comúnmente para el tratamiento de distintos problemas cardiovasculares.

Las principales sustancias que contiene son conocidas como danshensu, tanshinones y ácidos salvianólicos, los cuales, son responsables de los diversos beneficios que tienen.

Beneficios para la salud

Con mayor frecuencia se utiliza la raíz de esta planta para aprovechar su efecto antioxidante y antiinflamatorio. Además, también tiene efectos antivirales y anticancerígenos.

Su efecto en el sistema cardiovascular es uno de los más llamativos beneficios de esta planta ya que reduce la frecuencia entre cada latido cardíaco y reduce también la presión arterial. Esto lo hace a través de que amplifica la producción del óxido nítrico del cuerpo, con lo cual se consigue dilatar los vasos sanguíneos.

También bloquea la acción de sustancias que aumentan la presión arterial. El resultado es un claro efecto antihipertensivo.

El Dashen, mejora la circulación ya que evita que las plaquetas y la sangre se coagulen y hace que los vasos sanguíneos se ensanchen.

Algunos estudios afirman que el efecto de la salvia roja, puede ser mucho mayor cuando se combina con el uso de medicamentos antihipertensivos. Esta puede ser una buena opción para personas que no tienen buen resultado en el control de la presión arterial con el medicamento convencional. Sin embargo, consulta con tu médico antes de utilizar.

Enfermedades cardíacas

Las investigaciones actuales, muestran que la salvia roja, tiene un interesante efecto en la reducción del dolor de pecho en personas que tienen enfermedades cardíacas. De hecho, puede ser tan efectivo como la ingesta de dinitrato de isosorbida, un medicamento usado para este problema.

También las investigaciones muestran que la salvia roja puede ser eficiente como parte del tratamiento de la miocarditis, la angina de pecho y el infarto de miocardio. En general, el danshen o salvia roja, puede mejorar la función cardiovascular.

Otros beneficios para la salud:

- Mejora los problemas de visión asociados a la diabetes.
- Regula el colesterol alto y los triglicéridos.
- Podría mejorar la función del riñón.
- Alivia la enfermedad bucal dolorosa.
- Contribuye en la recuperación de la función cerebral luego de un accidente cerebrovascular isquémico.
- Reduce la coagulación de la sangre.
- Estudios en animales muestran que estimula la regeneración del hígado con cirrosis. Falta evidencia en humanos.

¿Cómo tomarlo?

La salvia roja, puede tomarse de diferentes maneras, por ejemplo, puedes encontrarlo como extracto de la raíz, en cápsulas, tintura y también en té.

Esta planta no es la misma salvia que se utiliza como especia para cocinar.

En este momento no existe un acuerdo acerca de la dosis ideal de esta planta. La cantidad diaria a tomar puede variar de acuerdo de varios factores como la edad, condición de salud y otras condiciones de enfermedad de cada persona particular.

Antes de tomar cualquier forma de esta planta, habla con tu médico para asegurarte que es ideal para ti.

¡Advertencias!

Muchas personas toman salvia roja y no desarrollan ningún problema, sin embargo, algunas personas pueden presentar efectos secundarios a su uso.

Cuando se toma por vía oral, es decir, por la boca, los efectos secundarios incluyen picazón, disminución del apetito y malestar estomacal.

En el caso de las mujeres embarazas y durante la lactancia, no se recomienda su uso ya que no hay estudios en humanos que demuestren su efecto en el bebé o la madre.

Por otro lado, las personas con trastornos hemorrágicos, deben evitar tomar la salvia roja en cualquiera de sus presentaciones. Su uso podría incrementar el riesgo a tener una hemorragia. Por esta misma razón, si vas a someterte a una cirugía, no debes tomar danshen por lo menos durante 2 semanas antes de la cirugía.

Interacción a los medicamentos

No uses salvia roja si estas tomando cualquiera de los siguientes medicamentos:

- Digoxina.
- Medicamentos que impiden la coagulación de la sangre (aspirina, ibuprofeno, clopidogrel, diclofenac, naproxeno, enoxaparina, warfarina, heparina, entre otros).

Combate el estrés y presión arterial alta usando albahaca en tus comidas

También conocida como *Ocimum basilicum*, es una deliciosa planta muy popular en la medicina natural, ya que es rica en diversas sustancias efectivas para la salud. La albahaca dulce tiene buena cantidad de vitamina K, y también contiene vitamina A y minerales como hierro, calcio y manganeso.

Aunque existen varios tipos de albahaca, la más cultivada y popular es la que se conoce como albahaca dulce. Es fácil de conseguir en forma seca o natural en los supermercados y es un ingrediente muy utilizado en la cocina italiana.

Beneficios para la salud

La albahaca dulce, tiene una sustancia conocida como eugenol, que es un antioxidante y derivado fenólico muy conocido por sus propiedades reductoras de la presión arterial alta. La albahaca es rica de eugenol.

La investigación señala que el eugenol tiene un efecto antioxidante tan potente que aporta muchos beneficios para la salud.

Se ha demostrado que esta sustancia, es capaz de relajar los conductos y las arterias para producir una reducción de la presión arterial en todo el cuerpo. Aunque no está del todo claro a través de qué mecanismos logra este efecto.

Algunos de los mecanismos probables por el cual el eugenol disminuye la presión arterial es que puede bloquear los canales de calcio. Los bloqueadores de los canales de calcio impiden que el calcio se mueva hacia el corazón y las células de las arterias. Como resultado, los vasos sanguíneos pueden relajarse y disminuir la presión en ellos.

Además de esto, algunos estudios en animales señalan que consumir extracto de albahaca contribuye a la relajación de los vasos sanguíneos y a hacer que la sangre se diluya. Estos mecanismos en conjunto también estimulan a la disminución de la presión arterial alta.

Migraña

Las primeras investigaciones que se llevaron a cabo sobre la albahaca, mostraron que la aplicación de esta planta en forma de aceite esencial, puede reducir el dolor de la migraña. Puede ser útil utilizarlo para masajear las sienes cada 8 horas para obtener alivio al dolor de cabeza.

Otros beneficios para la salud:

- Contribuye reducir la pérdida de la memoria asociada con el envejecimiento y el estrés.
- Mejora el control de glucosa.
- Regula el colesterol y los triglicéridos en ayunas.
- Mejora el estado de alerta al utilizarse como aromaterapia.

- Previene algunos tipos de cánceres como el cáncer de páncreas, colon y mamas.
- Impide el crecimiento de las bacterias dentales responsables de las caries.
- Disminuye los síntomas de depresión asociadas al estrés crónico.
- Disminuye el daño causado por el accidente cerebrovascular y promueve la recuperación.
- Ejerce un efecto protector contra el daño de la aspirina sobre el intestino. Previene úlceras digestivas.
- Contribuye a combatir enfermedades infecciosas.
- Repele insectos como garrapatas y mosquitos.

¿Cómo tomarlo?

La albahaca puedes incluirla en muchos tipos de preparaciones. Por ejemplo, puedes agregarla en tus batidos verdes, colocarla en tus ensaladas, entre otras. También puedes prepararlo en forma de infusión.

Té de albahaca

Para preparar un té de albahaca, comienza colocando a hervir una cacerola con agua. También puedes utilizar la tetera eléctrica.

Necesitarás alrededor de 6 hojas de albahacas para una taza de té. Lávalas muy bien y machácalas. Puedes utilizar una cuchara de madera para machacar suavemente la albahaca.

Coloca el agua hervida en la taza junto con las hojas de albahaca y deja reposar durante 5 minutos. También puedes añadirle una bolsita de té negro a la taza y ralladura de limón.

Cuela antes de tomar.

¡Advertencias!

La albahaca como fuente alimenticia, es bastante segura. Sin embargo, tomarlo como medicamentos o suplementos podría no ser segura.

Esto se debe a que la albahaca contiene gran cantidad de estragol, una sustancia que ha sido asociada con aumentar el riesgo de cáncer hepático. Por supuesto, comerla en tus comidas o como té no aumente este riesgo. No obstante, cuando consumes suplementos de cualquier tipo, obtienes una cantidad concentrada de todos sus componentes, tanto los beneficiosos, como los perjudiciales.

Tanto para las mujeres embarazadas como en las que se encuentran en su período de lactancia, el consumo de albahaca se considera seguro cuando se obtiene por fuentes alimenticias. No se recomienda el uso de suplementos o medicamentos a base de albahaca durante el embarazo ni lactancia.

El uso de extractos y aceites de albahaca, pueden retardar la coagulación de la sangre e incrementar el riesgo de sufrir hemorragias en personas que padezcan de algún tipo de trastorno hemorrágico. Tampoco utilices estos suplementos si te harás una cirugía las próximas 2 semanas.

Comer albahacas se considera bastante seguro. Sin embargo, tomar medicamentos o suplementos a base de albahaca puede ocasionar problemas a las personas que toman medicamentos para la presión arterial alta. Al combinar los antihipertensivos con extractos de albahaca, puedes obtener un nivel de presión arterial peligrosamente bajo.

No se conoce con exactitud si consumir albahaca o extractos de albahaca puedan ocasionar algún tipo de interacción con los medicamentos. Consulta con tu médico antes de comenzar a tomar este tipo de extracto natural.

La canela, el poderoso reductor de la presión arterial alta mientras combates la diabetes

La canela se trata de una especia aromática proveniente de la corteza de los árboles pertenecientes al género *Cinnamomum*. Este árbol, se cultiva en el sureste de Asia, aunque existen distintos tipos de variedades provenientes de otras regiones.

Aunque es popular como ingrediente de cocina, también ha sido utilizado durante siglos en la medicina tradicional como tratamiento de problemas cardíacos.

Cuando la canela es extraída del árbol, se eliminan las partes leñosas y se pone a secar. Esto forma las tiras enrolladas que conocemos como palitos de canela.

El aroma y sabor característicos de la canela, se atribuyen a una parte aceitosa que es muy rica en una sustancia conocida como cinamaldehído. Muchos científicos coinciden que este es el principal componente al cual se deben sus efectos en la salud y el metabolismo.

Beneficios para la salud

Estudios en animales han mostrado que la canela conduce a la reducción de la presión arterial a través de la relajación y dilatación de los vasos sanguíneos.

Una revisión que incluyó a 641 participantes, reflejo que el consumo de canela ocasiona la reducción de la presión arterial sistólica en unos 6,2 mmHg y la presión arterial diastólica en unos 3,9 mmHg.

Este efecto parece aún más eficiente cuando se toma canela durante 12 semanas. De hecho, los investigadores concluyeron que los suplementos de canela son una buena opción como tratamiento hipotensor alternativa.

Otra investigación mostró que también aquellas personas diabéticas que toman entre 500 a 2400 mg de canela al día, experimentan reducción de la presión arterial.

Otros beneficios para la salud:

- Rica fuente de antioxidantes.
- Posee efectos antiinflamatorios.
- Regula las grasas en la sangre haciendo descender el riesgo cardiovascular.
- Mejora la sensibilidad a la insulina.
- Se cree que tiene efecto antidiabético poderoso ya que disminuye el nivel de azúcar en sangre.
- Previene el desarrollo de enfermedades neurodegenerativas como el Parkinson y la enfermedad de Alzheimer.
- Ejerce un efecto protector contra el cáncer.
- Ayuda a tu cuerpo a combatir infecciones bacterianas y por hongos.

- Estimula la pérdida de peso.
- Podría ayudar a aliviar los síntomas del intestino irritable.

¿Cómo tomarlo?

La canela es muy fácil de conseguir en distintas presentaciones. En cualquier supermercado lo encuentras en forma de rama entera o molida. Aunque también existen suplementos e infusiones.

En realidad, la canela es muy fácil de incluirla en diversos tipos de preparaciones. Por ejemplo, puedes añadirla a tus batidos, espolvorearla sobre las frutas, preparar helado o papas con canela.

Una manera práctica de consumir canela es en forma de té, puede ser frío o caliente.

Té de canela

En temporadas de calor, esta bebida fría brinda un refrescante estímulo antioxidante. Para aprovechar los potentes beneficios de esta especia, preferiblemente consume un vaso de té de canela después de almorzar, merendar o después de cenar.

Ingredientes (4 porciones):

- 1 litro de agua.
- 1 rama de canela cortada en trozos.
- Miel o Stevia natural (opcional).

Preparación:

- Comienza poniendo el litro de agua a hervir. Una vez que el agua burbujee agrega la canela.
- Durante 10 minutos deja que se lleve a cabo la decocción.
- Sirve en una jarra.

Puedes beberlo caliente endulzando con miel o la Stevia. Si quieres una bebida refrescante, espera a que refresque y luego, introdúcelo en el refrigerador durante 30 minutos hasta que enfríe.

¡Advertencias!

Usualmente, la canela no causa efectos secundarios en la mayoría de las personas. Sin embargo, utilizar en exceso puede ocasionar irritación en la boca y los labios y puede llegar a causar llagas bucales.

Se ha detectado que algunas personas podrían desarrollar alergia a la canela caracterizada por irritación y enrojecimiento cuando se aplica en la piel.

La variedad de canela casia, puede ser tóxico para personas que tienen problemas hepáticos.

En cuanto a las embarazadas y durante la lactancia, no se conoce cuál es el efecto que podría llegar a ocasionar en la salud del bebé o la madre, por esta razón, no se recomienda su uso en estas etapas.

Por otro lado, aunque tiene un buen efecto en reducir la azúcar en la sangre, si estás tomando medicamentos para la diabetes, tomar suplementos de canela podría hacer descender a niveles indeseados la glucosa en sangre.

Es posible que la canela también intervenga en algunos medicamentos como, por ejemplo, anticoagulantes, medicamentos para el corazón y antibióticos.

Agregar canela en tus comidas y no exceder a 3 vasos al día del té de canela, parece ser seguro para la mayoría. Sin embargo, consumir canela en forma de suplemento, puede ser perjudicial para algunas personas.

Si tienes cualquier tipo de condición de salud o estás en algún tratamiento médico actualmente, consulta con tu médico antes de utilizar suplementos de canela regularmente.

CAPÍTULO 10. SUPLEMENTOS

Si tienes la presión arterial alta, pero todavía no has sido oficialmente diagnosticado como hipertenso, los suplementos, pueden ser una opción interesante para ti.

Por supuesto, no existen píldoras "mágicas" capaces de curar para siempre tus problemas de presión arterial.

El mejor tratamiento para ayudar a reducir las cifras de presión arterial, debe incluir un enfoque nutricional saludable y actividad física constante. También el medicamento indicado por tu médico.

Los suplementos pueden contribuir a reducir la presión arterial elevada en personas con factor de riesgo alto a desarrollar hipertensión arterial.

Ahora bien, si tienes hipertensión arterial y tomas medicamentos antihipertensivos como tratamiento, no tomes suplementos sin antes consultar con tu médico. La combinación de los medicamentos antihipertensivos y el uso de algunos suplementos puede causar efectos indeseados.

En este capítulo, conocerás los mejores suplementos que pueden ayudarte a reducir la presión arterial alta.

Suplemento de magnesio mejora tu estado de ánimo y tu presión arterial

El magnesio, es un mineral muy importante para el buen funcionamiento del cuerpo. El cuerpo no puede producir su propio magnesio, por lo tanto, debe ser obtenido a través de los alimentos.

Generalmente, obtenemos magnesio de alimentos como las legumbres, las nueces, vegetales de hojas verdes, entre otros.

Sin embargo, alrededor del 50% de las personas en países europeos y los Estados Unidos, no obtienen la cantidad de magnesio suficiente de su alimentación.

De hecho, la deficiencia de este mineral, aumenta los marcadores de la inflamación. Esta inflamación se asocia a su vez a problemas importantes de salud como enfermedades cardíacas, diabetes y algunos tipos de cánceres.

Los niveles reducidos de magnesio, también se asocian a un mayor riesgo a desarrollar osteoporosis.

Beneficios para la salud

Ayudan a reducir la presión arterial alta

Por supuesto, este es uno de los beneficios más llamativos de este mineral como suplemento.

Los estudios demuestran que tomar suplementos de magnesio, contribuyen a la disminución de la presión arterial, debido a que pude incrementar la producción del óxido nítrico de nuestro cuerpo, una sustancia que ayuda a relajar las paredes de los vasos sanguíneos.

Una revisión de más de 10 estudios que incluyó más de 200.000 personas, mostró que aumentar la ingesta dietética de magnesio, proteger contra la presión arterial alta. Según esta investigación, cada 100 mg de magnesio consumido, está relacionado con una disminución del 5% en el riesgo a tener hipertensión arterial.

Al tomar magnesio como suplemento, se puede obtener una reducción de la presión arterial sistólica entre 3 a 4 mmHg. Pero también se puede observar una caída de 2 a 3 mmHg en la presión arterial diastólica.

No cabe duda que tomar suplementos de magnesio, puede ser un buen aliado para reducir la tensión arterial alta, en personas con prehipertensión.

Mejora el estado de ánimo

Algunos tipos de depresión pueden ser ocasionados por deficiencia de magnesio. La suplementación de este mineral, podría contribuir a reducir los síntomas de la depresión.

Estudios afirman que los adultos mayores con diabetes y depresión, pueden obtener efectos antidepresivos tan importantes como el uso de algunos fármacos para la depresión.

Sin embargo, el uso de magnesio como suplemento para la depresión, no ha sido autorizado. El suplemento de magnesio puede ser un colaborador en el combate de la depresión, pero no un tratamiento definitivo. No suspendas el medicamento que tu médico te indicó para la depresión.

Otros beneficios de salud:

- Puede ayudar a regular el azúcar en la sangre y mejora la sensibilidad a la insulina.
- Reduce el riesgo a tener una enfermedad cardíaca.
- Disminuye los síntomas y la recurrencia de las migrañas.
- Se puede utilizar de forma intravenosa para tratar los ataques de asma graves y la eclampsia en las embarazadas (este uso solo puede ser empleado por un profesional médico).
- Mejora tu rendimiento durante el ejercicio físico.
- Reduce la inflamación.
- Alivia los síntomas del síndrome premenstrual.
- Es útil como laxante para combatir el estreñimiento.
- Reduce los síntomas de la acidez.

¿Cómo tomarlo?

El magnesio lo puedes encontrar naturalmente en fuentes dietéticas como e las semillas de calabaza, las espinacas, acelga, el chocolate negro, entre otras.

La cantidad recomendada de magnesio dietético al día es la siguiente:

Entre 19 – 30 años de edad:

- Hombres: 400 mg
- Mujeres: 310 mg

Mayores de 31 de edad:

- Hombres: 420 mg
- Mujeres: 320 mg

Embarazadas:

- Menores de 19 años: 400 mg
- 19 a 30 años: 350 mg
- 31 años en adelante: 360 mg

Los suplementos de magnesio, a menudo proporcionan 100% o más de la cantidad diaria necesaria. Son una buena alternativa cuando no obtienes la cantidad de magnesia suficiente a través de la alimentación.

¿Cuál suplemento de magnesio deberías elegir?

Si has visitado una tienda de suplementos, seguramente habrás notado la gran variedad de tipos de suplementos que existen. Puedes encontrar presentaciones como cloruro de magnesio, citrato de magnesio, aspartato de magnesio, entre otros.

Las presentaciones antes mencionadas son algunas de las que mejor se absorben a través de nuestra digestión. Pueden ser una buena opción, pero si no tienes ninguna condición que impida la absorción del magnesio, cualquier presentación puede ser beneficiosa para ti.

Lo más importante al momento de comprar un suplemento de magnesio, es que cuente con certificados y permisos de la autoridad de salud del país de elaboración.

Condiciones de salud que reducen la absorción del magnesio

Si tienes cualquiera de las siguientes condiciones, es probable que no absorbas bien el magnesio y necesites suplementos específicos. No obstante, consulta antes con tu médico:

- Enfermedad renal.
- Enfermedad de Crohn (entre otros problemas asociados a la digestión).
- Ser adulto mayor.
- Abusar del consumo de alcohol.
- Tomar algunos tipos de medicamentos contra el cáncer o para la diabetes (consulta a tu médico si tus medicinas podrían afectar tu absorción del magnesio).
- Problemas de paratiroides.
- Tomar demasiados fármacos para el reflujo ácido (inhibidores de la bomba de protones).

¡Advertencias!

Si se toma siguiendo las dosis recomendadas diarias, el magnesio es seguro para las personas. En algunas personas, tomar suplementos de magnesio puede ocasionar malestar estomacal, vómitos, náuseas, diarreas y calambres.

Cuando se excede la cantidad recomendada diaria y se toman dosis muy grandes, el magnesio puede acumularse excesivamente en el cuerpo ocasionando efectos secundarios peligrosos. Por ejemplo, latidos cardíacos irregulares, presión arterial peligrosamente baja, respiración lenta, confusión, coma y hasta muerte.

Las personas que tengan diabetes, enfermedad intestinal, cardíaca o renal, es importante que hablen con su médico antes de tomar suplementos de magnesios.

Por otro lado, los suplementos de magnesio pueden interactuar con ciertos tipos de medicamentos, entre los que se incluye los diuréticos, algunos antibióticos y medicamentos para el corazón. Si estás tomando algún tipo de medicamento, consulta con tu médico antes de comenzar a utilizar este suplemento.

En cuanto a las mujeres durante el período de lactancia y las embarazas, es posiblemente seguro tomar suplementos de magnesio sin exceder la dosis diaria recomendada.

Rejuvenece tu piel con Coenzima Q_{10} mientras combates la presión arterial sistólica elevada

También conocida como CoQ^{10}. Se trata de un nutriente encontrado de forma natural en el cuerpo, aunque también la obtenemos a través de los alimentos que comemos.

La coenzima Q_{10}, tiene un efecto antioxidante, es decir, protege las células y, además, interviene de manera importante en el metabolismo.

Aunque nuestro cuerpo elabora suficiente cantidad de coenzima Q_{10} de manera natura, algunos estudios afirman que agregar un poco más en forma de suplemento puede tener un efecto positivo en diversas situaciones de salud.

Beneficios para la salud

La coenzima Q_{10}, ayuda al cuerpo a producir energía. Esto se debe a que este compuesto es almacenado en las mitocondrias, el órgano de las células encargado de producir energía.

Disminuye la presión arterial sistólica

Una revisión realizada sobre 17 estudios, mostró que los suplementos de coenzima 10, disminuyen significativamente la presión arterial sistólica.

Algunos científicos afirman que el CoQ_{10}, al actuar como un antioxidante, también podría evitar que los depósitos de grasa se formen en los vasos sanguíneos.

Sin embargo, es posible que se necesite más investigación acerca de sus beneficios reductores de la presión arterial alta. Otros estudios muestran resultados no significativos. Por esta razón, es posible que se necesite más investigación para garantizar la efectividad de su uso en la disminución de la presión arterial.

Mantiene tu piel joven

La piel es el órgano más grande del cuerpo, pero se encuentra continuamente expuesto a distintos agentes que contribuyen a su envejecimiento.

Estudios demuestran que cuando aplicamos CoQ_{10}, directamente sobre nuestra piel, esta sustancia ayuda a reducir el daño ocasionado por agentes internos y externos. Además, incrementa la producción de energía en las células de la piel promoviendo el efecto protector del antioxidante.

Se ha demostrado que la coenzima Q_{10} reduce el daño oxidativo causado por los rayos UV, de hecho, puede reducir la profundidad de las arrugas.

Otros beneficios para la salud:

- Disminuye los dolores de cabeza.
- Ayuda a tratar la insuficiencia cardíaca.
- Mejora la fertilidad masculina.
- Aumenta la potencia durante el ejercicio y reduce la fatiga.
- Contribuye a regular la azúcar alta.
- Podría ayudar a prevenir el cáncer.
- Reduce la progresión de procesos neurodegenerativos asociados al Alzheimer y al Parkinson.
- Protege los pulmones.

¿Cómo tomarlo?

El suplemento de coenzima Q_{10}, se toma por vía oral de acuerdo con las indicaciones del producto. Seguir todas las instrucciones del empaque evita el riesgo a desarrollar efectos indeseados. Cualquier pregunta que tengas sobre el uso de este suplemento, debe ser consultada con tu médico o farmacéutico.

Dosis

No existe actualmente una cantidad ideal establecida. Sin embargo, los estudios sobre la coenzima Q_{10} a menudo utilizan dosis entre los 50 mg hasta los 500 mg en adultos. Estas dosis pueden ser divididas en varias tomas al día.

La dosis típicamente utilizada es entre 100 a 200 mg. Revisa las instrucciones del frasco y pide asesoría de tu proveedor de salud antes de usar.

Recomendaciones

La coenzima Q_{10}, es un compuesto soluble en grasa, por lo tanto, su absorción es limitada y lenta. No obstante, puedes tomar el suplemento junto con los alimentos para mejorar su absorción hasta 3 veces más rápido.

Nuestro cuerpo no suele almacenar este compuesto. Para ver sus efectos, es necesario consumirlo de forma continuada.

Existe una forma líquida o en polvo de suplemento de CoQ_{10}. Cada dosis debe ser cuidadosamente medida, utilizando dispositivo de medición o una cuchara.

Si la forma de tu suplemento es líquida o de suspensión, asegúrate de agitar bien el frasco antes de medir las dosis.

Cuando la CoQ_{10} se encuentra en ampolla, debes tomar la dosis inmediatamente luego de abrirla. El líquido sobrante debe ser desechado.

En el caso de los masticables, como obleas, es necesario masticar bien cada dosis antes de deglutir.

Tabletas para disolverse en la boca. Antes de usar, seca muy bien tus manos. Coloca cada dosis sobre la lengua y permite que se disuelva completamente antes de tragar. Puedes tragarla solo con saliva o con un poco de agua.

Las tabletas de liberación prolongadas no pueden sr ni masticadas, ni trituradas. Hacer esto, puede liberar todo el fármaco antes de tiempo e incrementar el riesgo de efectos secundarios adversos.

¡Advertencias!

Generalmente, el uso de coenzima Q_{10}, es bastante seguro. Sin embargo, los efectos adversos que pueden ocurrir son leves y muy escasos.

Algunos de esos son náuseas, malestar estomacal y pérdida del apetito. En casos raros, también puede haber diarrea.

Otro efecto raro, pero que puede ocurrir es una reacción alérgica grave con síntomas como erupción y picazón en la piel, hinchazón especialmente en el rostro, la lengua y la garganta, dificultad para respirar y mareos intensos.

Las personas con diabetes o que tengan problemas en el hígado o en los riñones deben tener precaución al utilizar este producto. Consulta antes con tu médico.

Durante el embarazo y la lactancia no se recomienda salvo en casos donde sea absolutamente necesario. No se conoce con exactitud los riesgos que pueda ocasionar.

Algunos medicamentos como los anticoagulantes, medicina para la tiroides y los medicamentos para quimioterapia pueden interactuar con los suplementos de CoQ_{10}. Consulta con tu médico antes de usar.

Si tu médico te ha indicado tomar suplementos de coenzima Q_{10} y olvidas accidentalmente una dosis, espera hasta la dosis siguiente para volver a tomarla. No intentes compensar la dosis perdida tomando más cantidad. Hacer esto aumentará tu riesgo a desarrollar reacciones indeseadas.

Toma suplementos de potasio para eliminar el exceso de sal y prevenir los cálculos renales

El potasio es el tercer mineral que nuestro cuerpo tiene en mayor cantidad. Nuestro cuerpo usa el potasio para regular tanto los fluidos, como las señales nerviosas. Además, el potasio regula las contracciones de los músculos.

El potasio juega un papel importante en la función de los órganos del cuerpo. De hecho, el 98% del potasio se encuentra en las células del cuerpo.

Además, el potasio también funciona como un electrolito. Cuando está en agua, un electrolito es disuelto en iones positivos o negativos y estos, tienen la capacidad de conducir electricidad o energía corporal. En el caso del potasio, se trata de iones con carga positiva.

La cantidad alta o baja de los electrolitos como el caso del potasio, puede influir en cómo nuestro cuerpo funciona.

Los suplementos de potasios son los más reconocidos en su potencial para regular la presión arterial.

Beneficios para la salud

Cuando obtenemos cantidades abundantes de potasio a través de la dieta o como suplemento, el potasio ayuda a reducir la presión arterial alta. Esto es debido a que estimula al cuerpo para eliminar el exceso de sodio.

Un estudio en Brasil, evaluó a 1.285 personas entre 25 a 64 años de edad. Los investigadores encontraron que las personas que obtenían más potasio en la dieta, tenían una presión arterial más baja que las personas que no obtenían suficiente potasio.

De hecho, las personas que más potasio consumían tenían una presión arterial sistólica 6 mmHg y una presión arterial diastólica 4 mmHg más baja.

Los mecanismos que utiliza el potasio para reducir la presión arterial son dos. El potasio hace que el cuerpo elimine sodio a través de la orina y, el segundo, es que el potasio relaja las paredes de las arterias.

Es tan interesante este efecto, que la American Heart Association, recomienda incluir alimentos ricos en potasio como parte del control de la presión arterial.

Previene los cálculos renales

El calcio es una de las sustancias con las que se forman algunos cálculos renales. Varios estudios muestran que el potasio es capaz de disminuir el exceso de eliminación de calcio a través de la orina.

Las personas que comen mayor cantidad de potasio, tienen entre un 35 a 51% menos riesgo a desarrollar cálculos en los riñones. Este efecto parece ser más significativo en los hombres.

Otros beneficios para la salud:

- Protege contra los accidentes cerebrovasculares.

- Previene la osteoporosis al disminuir la cantidad de calcio que el cuerpo pierde a través de la orina.
- Reduce la retención de líquidos.
- Influye en la salud de los huesos y los músculos.

¿Cómo tomarlo?

Puedes consumir potasio a través de fuentes alimenticias como en aguacates, albaricoques, hojas de remolacha cocidas, ñame, frijoles, entre otros.

Dosis diaria

La cantidad adecuada de potasio es 4,7 g al día para la mayoría de los adultos. En el caso de las mujeres durante la lactancia, pueden ser necesario 5,1 g diarios.

Si buscas reducir la presión arterial alta, puedes tomar unos 3500 a 5000 mg de potasio al día. Consulta antes con tu médico la dosis adecuada para ti.

Lee cuidadosamente las instrucciones del suplemento y asegúrate que tenga todos los permisos necesarios que garanticen su seguridad.

¡Advertencias!

La mayoría de las personas no suelen acumular demasiado potasio en su cuerpo debido a que los riñones se encargan de eliminarlo. Algunas personas pueden presentar efectos secundarios leves como malestar estomacal, náuseas, vómitos, gases intestinales o diarrea.

No obstante, las personas con problemas en sus riñones, no logran eliminar el potasio apropiadamente y, como resultado, este se acumule en el cuerpo. Demasiado potasio, es peligroso.

Tener demasiado potasio se conoce con el término médico de "hiperpotasemia" y se caracteriza por palpitaciones del corazón, dolor de pecho y dificultad para respirar. También puede haber sensación de hormigueo o ardor, debilidad generalizada, parálisis, confusión, presión arterial muy baja, entre otras.

Las personas con mayor riesgo a desarrollar niveles altos de potasio en la sangre son aquellas con diabetes tipo 2, enfermedad renal o enfermedad cardíaca.

Cualquier reacción inusual luego de tomar potasio o cualquier otro suplemento, debe ser consultado con tu proveedor de salud.

Las personas con algún tipo de trastorno en el tracto digestivo capaz de alterar la velocidad normal de los alimentos o suplementos, no deben tomar suplementos de potasio. Es posible que el potasio pueda acumularse en el cuerpo y causar niveles peligrosos.

Embarazadas y durante lactancia. Solo debe utilizarse cuando el médico tratante lo indique.

Interacción con los medicamentos

Los siguientes medicamentos tienen una interacción moderada con los suplementos de potasio. Ten mucho cuidado si estás tomando alguno de estos fármacos y solo toma las dosis que tu médico te recomiende:

- Medicamentos para la presión arterial alta: captopril, enalapril, lisinopril, ramipril, losartan, Valsartan, irbesartán, candesartán, entre otros.
- Diuréticos ahorradores de potasio: amilorida, espironolactona, triamtereno.

Vitamina D, cuida tu salud ósea y previene la presión arterial alta

La vitamina D es una vitamina soluble en grasa, es decir, puede disolverse en aceites y grasas y almacenarse en el cuerpo por mucho tiempo.

Esta vitamina es muy necesaria para la regulación del nivel de calcio y de fósforo en el cuerpo. Además, juega un papel fundamental en el mantenimiento adecuado de la estructura ósea.

Por lo general, obtenemos suficiente vitamina D al exponernos al sol. Aunque esto puede variar de acuerdo a la hora del día, el tipo de piel, la edad de la persona y la estación del año en la cual recibas luz solar.

Sin embargo, aunque es gratis y fácil obtener vitamina D del sol, la deficiencia de esta vitamina es asombrosamente común. Las personas que viven en lugares donde no reciben suficiente sol, por ejemplo, en Canadá o la mitad del norte de los Estados Unidos, tienen más riesgo a sufrir deficiencias por esta vitamina.

Aunque, las personas más afectadas son las personas mayores, ya que además que es menos probable que pasen tiempo bajo el sol, su piel produce menos vitamina D.

Los suplementos de vitamina D son ideales para las personas mayores, personas de piel oscura y aquello que viven en latitudes norte.

Beneficios para la salud

Algunas investigaciones han mostrado que las personas que tienen la presión arterial elevada, además, tienen niveles de vitamina D mucho más bajos que las personas con presión arterial normal.

Según parece, los niveles altos de la vitamina D en la sangre, ejercen un efecto protector contra la presión arterial alta.

Otra investigación, mostró que las personas que tenían mayores cantidades de vitamina D en la sangre, tenían un 30% menos riesgo a desarrollar presión arterial alta.

Actualmente, no se conoce con exactitud el mecanismo mediante el cual la presión arterial es afectada por la suplementación de vitamina D. Sin embargo, cada vez más estudios afirman que si quieres una tensión arterial saludable, debes cuidar tus niveles de vitaminas.

Otros beneficios para la salud:

- Disminución del riesgo de osteoporosis y fracturas en adultos mayores.
- Mejora la fuerza física en las extremidades.
- Podría prevenir algunos cánceres.
- Ayuda a manejar los síntomas de la depresión clínica.
- Podría disminuir el riesgo a desarrollar diabetes tipo 1 en personas de alto riesgo.

- Podría ayudar a vivir más tiempo.
- Mejora la función de las glándulas paratiroideas.
- Trata eficazmente la osteomalacia (ablandamiento de los huesos).
- Trata el raquitismo.
- Junto con la administración de corticoides, parece mejorar el tratamiento de la psoriasis.
- Previene las caries.
- Previene infecciones respiratorias.

¿Cómo tomarlo?

La vitamina D, también puede ser obtenida a través de algunos alimentos como, por ejemplo, el salmón, el atún, el hígado de res, los huevos y el aceite de bacalao.

Por supuesto, también puedes obtenerla exponiendo tu piel al sol al menos una vez al día durante 15 minutos (preferiblemente antes de las 9 de la mañana y después de las 4 de la tarde para evitar quemaduras solares).

Ahora bien, las personas con mayor riesgo de tener deficiencias de vitamina D, pueden tomar alimentos enriquecidos con vitamina D o suplementos de vitamina D.

Dosis

La cantidad diaria recomendada de vitamina D, es de 600 UI (Unidades internacionales) al día. Esta dosis puede utilizarse en personas menores de 70 años.

Luego de los 71 años de edad, se recomienda tomar 800 UI de vitamina D al día.

Las mujeres embarazadas o durante la lactancia requieren 700 UI.

Sin embargo, existen algunas otras condiciones especiales de salud en las cuales puede que la dosis varíe. Siempre sigue las recomendaciones de tu médico.

¡Advertencias!

La vitamina D es bastante segura cuando se obtiene en cantidades recomendadas. De hecho, la mayoría de las personas no suele tener efectos secundarios asociados a la vitamina D, a menos que sea consumida en cantidades extremas.

Tomar demasiada vitamina D como suplemento, puede ocasionar efectos secundarios como debilidad, fatiga, dolor de cabeza, pérdida de apetito, boca seca, somnolencia, sabor metálico, náuseas, vómitos, entre otros.

No tomes vitamina D por períodos prolongados a dosis altas. Esto puede ocasionar que aumenten mucho los niveles de calcio en la sangre.

No obstante, tu médico podría indicarte dosis muy elevadas durante corto tiempo en casos especiales. En este caso, el tratamiento debe ser supervisado por tu médico.

Las personas con aterosclerosis, es decir, el endurecimiento de las arterias, pueden empeorar su problema al tomar suplementos de vitamina D.

Asimismo, las siguientes condiciones deben tener mucha precaución al usar suplementos de vitamina D, ya que la enfermedad podría empeorar:

- Hiperparatiroidismo.
- Nivel alto de calcio en la sangre.

- Linfoma.
- Nefropatía.
- Sarcoidosis (una enfermedad que ocasiona inflamación en los órganos del cuerpo).
- Tuberculosis.

Interacción a los medicamentos

Los siguientes medicamentos al ser combinados con suplementos de vitamina D, pueden ocasionar efectos indeseados. Evita tomar suplementos de vitamina D si estás tomando alguno de los siguientes fármacos:

- Aluminio (encontrado en la mayoría de los antiácidos).
- Calcipotrieno (es similar a la vitamina D, pero al combinarlo con la vitamina D incrementas el riesgo de efectos secundarios).
- Digoxina (ayuda a que el corazón lata más fuerte, pero combinado con vitamina D, aumenta efectos indeseados de la digoxina causando latidos irregulares).
- Diltiazem (mejora la absorción del calcio, pero la vitamina D reduce su eficacia).
- Diuréticos como clorotiazida, hidroclorotiazida, indapamida, metolazona, entre otros (esta combinación incrementaría peligrosamente el potasio en el cuerpo).
- Verapamilo.
- Cimetidina.
- Heparina.

L- arginina el suplemento que mejora el rendimiento del ejercicio y la presión arterial

Se trata de un aminoácido necesario para la producción de proteínas en el cuerpo. Por lo general, obtenemos la L-arginina a través de la alimentación en carnes rojas, aves, productos lácteos y pescados.

Los aminoácidos son los componentes básicos de las proteínas. La L-arginina, necesaria para realizar muchos procesos y funciones corporales.

También, es el precursor de otros aminoácidos como la prolina, la cretina y el glutamato los cuales son fundamentales en el funcionamiento del sistema inmunológico.

Como suplemento, la L – Arginina tiene muchas aplicaciones para la salud.

Beneficios para la salud

La L-arginina como suplemento, es muy utilizada por diversos tipos de personas. Desde atletas, personas con afecciones médicas como la presión arterial alta, hasta personas con series heridas pueden obtener muchos beneficios de ella.

Cuando consumimos L-arginina, esta se transforma en nuestro cuerpo en una sustancia conocida como óxido nítrico. Esta sustancia es bien conocida por su efecto sobre el flujo circulatorio al hacer que los vasos sanguíneos se abran más.

También, la L-arginina puede estimular la liberación de ciertas hormonas como la insulina, la hormona del crecimiento, entre otras.

Presión arterial alta

Se ha demostrado que tomar suplementos de L-arginina, reduce de forma significativa la presión arterial alta. Este mismo efecto ha sido observado en las mujeres embarazadas con nivel alto de presión arterial.

Es posible obtener reducciones hasta de 5,4 mmHg de presión sistólica y 3,1 mmHg de presión arterial diastólica.

Esta reducción se debe a la gran cantidad de óxido nítrico se produce en el cuerpo cuando se consume la L-arginina en forma de suplemento.

Por esta razón, también los médicos indican este suplemento a mujeres embarazadas que desarrollan preeclampsia.

Mejora el rendimiento atlético

El aumento del óxido nítrico que ocasiona la L-Arginina, también beneficia a la oxigenación de los músculos. Esto aumenta significativamente el rendimiento deportivo aumentando el tiempo de entrenamiento por más tiempo antes del agotamiento.

Otros beneficios para la salud:

- Es necesaria para mejorar el pronóstico de enfermedades críticas.
- Ayuda a regular el azúcar en la sangre.

- Reduce los síntomas y mejora la calidad de vida en las personas con angina de pecho.
- Podría mejorar la función sexual en hombres con disfunción eréctil.
- Mejora el flujo sanguíneo en la enfermedad arterial periférica.
- Previene la enterocolitis necrotizante (una enfermedad intestinal grave) en los bebés prematuros.

¿Cómo tomarlo?

Los suplementos de L-arginina, están ampliamente disponibles en las farmacias, tiendas de suplementos y en línea. Puedes encontrar presentaciones en polvo, cápsula, líquido, tableta, entre otros.

Las dosis recomendadas para el uso de suplementos de L-arginina, depende de varios factores como, por ejemplo, la edad, estado de salud, entre otros.

No obstante, los parámetros de las dosis vía oral más utilizadas son las siguientes:

Presión arterial alta: a menudo se indica dosis de 4 a 24 gramos al día durante 2 a 24 semanas. De acuerdo a las especificaciones que te indique tu médico.

Durante el embarazo: 4 gramos diarios durante 10 a 12 semanas o según indique el médico tratante.

Enfermedad arterial periférica: entre 6 a 24 g máximo por 8 semanas.

Disfunción eréctil: de 2,5 a 5 gramos. Dosis más bajas pueden no ser efectivas.

Recomendación general. No excedas los 9 gramos diarios de L-arginina salvo en casos que tu médico te indique dosis superiores.

La suplementación de L-arginina, también puede administrarse inyectado en las venas, pero este procedimiento solo debe ser realizado bajo supervisión médica.

¡Advertencias!

En general, tomar suplementos de L-arginina es seguro y frecuentemente bien tolerada aún cuando se toma durante períodos prolongados, por ejemplo, un año o más.

No obstante, no todo es tan bueno. También puedes tener efectos secundarios desagradables como hinchazón, dolor abdominal, diarrea, náuseas, especialmente cuando se excede a 9 gramos la dosis diaria. Aunque hay algo de controversia acerca de esto.

Es posible que muchas personas toleren bien los suplementos de L-arginina en altas dosis durante cortos períodos de tiempo. Es mejor mantenerse dentro de las dosis recomendadas estándar (9 gramos) para evitar una mala experiencia.

Por otro lado, algunas personas específicas deben mantenerse alejadas de este suplemento, ya que, su consumo, puede empeorar los síntomas de su condición. Estas son:

- Asma.
- Presión arterial baja.
- Cirrosis hepática.

- Enfermedad renal.
- Deficiencia de guanidinoacetato metiltransferasa (un trastorno hereditario que interfiere en el metabolismo de la arginina y aumenta el riesgo de sus efectos secundarios).
- Herpes.
- Ataque cardiaco reciente.

Las embarazadas y durante la lactancia, pueden utilizar L-arginina durante breves períodos de tiempo. No obstante, es recomendable consultar con tu médico antes de utilizar.

Interacción con los medicamentos

Los suplementos de L-arginina pueden interactuar con algunos medicamentos como:

- Enalapril.
- Losartan.
- Amlodipina.
- Furosemida.
- Sildenafil.
- Tadalafil.
- Clopidogrel.
- Enoxaparina.
- Heparina.
- Warfarina.
- Insulina.
- Pioglitazona.
- Nitroglicerina.
- Isosorbide.
- Amilorida.
- Triamtereno.
- Espironolactona.

Si te encuentras en cualquier tratamiento médico o si tienes algún problema de salud, es recomendable que hables con tu médico para evitar efectos indeseados.

CAPÍTULO 11. RUTINAS DE EJERCICIOS PARA BAJAR LA PRESIÓN ARTERIAL ALTA

Realizar ejercicios para el control de la presión arterial alta, no es una opción. Es una necesidad.

Cuando hacemos ejercicio, nuestro corazón se fortalece. Al tener un corazón más fuerte, este puede bombear más sangre sin realizar demasiado esfuerzo.

Como tu corazón no necesita tanta energía ni esfuerzo para bombear la sangre, la fuerza en las arterias se reduce, disminuyendo también la presión arterial.

Tener un estilo de vida activa puede disminuir la presión arterial sistólica entre 4 a 9 mmHg. Este resultado es tan asombrosamente bueno como algunos medicamentos para reducir la presión arterial.

De hecho, para algunas personas tan solo con hacer ejercicio regularmente es suficiente para obtener cifras de presión arterial saludables sin necesidad de recurrir a los medicamentos.

Hacer ejercicio también evita el aumento de la presión arterial que ocurre durante el envejecimiento.

Considera que, para ver el resultado del ejercicio en tus niveles de presión arterial, deben transcurrir al menos 1 o 3 meses de ejercicios regulares.

Los resultados solo se mantendrán si mantienes un estilo de vida saludable, pero no te preocupes, te divertirás en el proceso y lo disfrutarás.

¿Cuándo preguntar a tu médico?

Algunas personas pueden necesitar rutinas de entrenamiento personalizadas de acuerdo a sus características. En las siguientes condiciones, consulta con tu médico antes de llevar a cabo un programa de entrenamiento por tu cuenta:

- No estás seguro de gozar de un estado de salud óptimo para hacer ejercicio.
- Se marea cuando realiza ciertos esfuerzos.
- Tienes dolor o malestar en el pecho, cuello, mandíbula o en los brazos durante la actividad física.
- Alguien en tu familia tuvo problemas cardíacos antes de los 55 años (hombres) o antes de los 65 años (mujeres).
- Has tenido un infarto.
- Tienes algún tipo de enfermedad crónica como, por ejemplo, enfermedad cardiovascular o enfermedad pulmonar.
- Eres un hombre mayor de los 45 años de edad o una mujer mayor de 55 años.
- Tienes sobrepeso u obesidad.
- Fumas o has dejado de fumar en los últimos 6 meses.

¿Cuánto ejercicio es necesario para la presión arterial alta?

La American Heart Association, recomienda para las personas con presión arterial alta y colesterol elevado, realizar alrededor de 40 minutos de entrenamientos, a través de ejercicios de intensidad entre moderada o vigorosa al menos 3 o 4 días en la semana.

Un estudio publicado en la revista científica *Hypertension*, evaluó cómo impacta el ejercicio sobre la presión arterial resistente a los medicamentos. Durante 8 a 12 semanas, los participantes tan solo realizaron caminatas en una cinta rodante algunos minutos al día. El resultado mostró que el ejercicio es muy eficaz para reducir la presión arterial alta incluso en aquellas personas con una respuesta subóptima a los medicamentos antihipertensivos.

¿Cuál es el mejor ejercicio para reducir la presión arterial alta?

Los investigadores no parecen estar de acuerdos con un tipo de ejercicio específico para conseguir bajar la presión arterial.

Sin embargo, los ejercicios aeróbicos o cardiovasculares parecen más prácticos de realizar para la mayoría de las personas que empiezan desde cero.

Además, los entrenamientos aeróbicos son bien conocidos por sus beneficios al sistema cardiovascular.

El ejercicio cardiovascular o aeróbico puede contribuir a reducir la presión arterial y ayuda a fortalecer el corazón.

No obstante, el entrenamiento de fuerza, también tiene sus propios beneficios.

Un estudio en el 2012 mostró que hacer ejercicio por lo menos 2 horas a la semana con entrenamiento de pesas repartidas entre 3 días a la semana reduce un promedio de 16 mmHg de presión arterial sistólica.

La mejor alternativa para bajar la presión arterial alta, según los expertos, es realizar un entrenamiento combinado con ejercicios cardiovasculares y ejercicios de fuerza.

Pero con este tipo de entrenamiento, no solo conseguirás mejorar tu presión arterial.

También tu cuerpo obtendrá muchísimos beneficios con los cuales no solo mejora tu apariencia, sino que también te sentirás con mucha más vitalidad y tu calidad de vida mejorará.

Beneficios para la salud del ejercicio físico

No cabe duda que realizar actividad física es bueno para todos.

Mejora la salud de la piel

La actividad física moderada promueve el flujo sanguíneo y brinda una protección antioxidante lo que protege la pie y retrasa los signos asociados al envejecimiento.

Mejora el estado de ánimo

Se ha demostrado que hacer ejercicio contribuye a combatir sentimientos de depresión, ansiedad y estrés. Además, ocasiona cambios cerebrales que regulan la ansiedad y el estrés.

El ejercicio aumenta la liberación de endorfinas, las cuales te ayudan a tener sentimientos positivos y a disminuir la percepción al dolor.

Ayuda a perder peso

Cuando haces ejercicio, tu cuerpo quema calorías, es decir, energía aportada por los alimentos. Cuando no haces ejercicio, tu cuerpo básicamente acumula toda esa energía en forma de grasa.

Te ayuda a desarrollar músculos y huesos fuertes

Ejercicios como el levantamiento de pesa, es un gran estimulante para el desarrollo muscular cuando se combina con la cantidad de proteínas apropiada.

También ayuda a desarrollar la densidad ósea en la juventud y a prevenir la osteoporosis durante el envejecimiento.

Aporta energía saludable

Realizar actividad física regular, es capaz de disminuir la sensación de fatiga. De hecho, para combatir el síndrome de fatiga crónica, el ejercicio es mejor que cualquier otro tratamiento.

Al realizar actividad física regularmente, los niveles de energía se incrementan. Este beneficio puede ser aprovechado también por personas con enfermedades graves.

Reduce el riesgo de enfermedades crónicas

Hacer ejercicios mejora la sensibilidad a la insulina y regulariza el azúcar en la sangre, reduciendo el riesgo de diabetes.

También mejora la aptitud cardiovascular y la composición corporal, reduciendo el riesgo de hipertensión arterial, el síndrome metabólico y la enfermedad cardíaca.

Reduce el dolor crónico

Antiguamente se pensaba que, para combatir el dolor crónico, bastaba con estar en reposo e inactividad. Los estudios actuales muestran todo lo contrario. Hacer ejercicio alivia el dolor crónico.

El ejercicio ayuda a controlar el dolor asociado a la fibromialgia, el trastorno crónico de los tejidos blandos, el dolor lumbar crónico, entre otros.

Mejora la función cerebral

Realizar ejercicios físicos promueve cambios en la estructura cerebral relacionadas a su funcionamiento. Se ha demostrado que el ejercicio afecta al hipocampo, una región cerebral necesaria para la memoria y el aprendizaje.

En resumen, el ejercicio físico regular, hace que el flujo de la sangre mejore hacia el cerebro y mejora la memoria.

Especialmente en los adultos mayores mejora la función mental y puede prevenir enfermedades neurodegenerativas como la enfermedad de Parkinson y el Alzheimer.

Combate el insomnio

No importa qué actividad física quieras hacer, parece que todos los entrenamientos aportan una mejor calidad de sueño. El ejercicio te ayuda a dormir mejor te hace dormir más profundamente y al despertar sentirás más energía.

Guía de entrenamiento para personas con presión arterial elevada

Las siguientes son recomendaciones de las mejores organizaciones de cardiología e hipertensión, para las personas con presión arterial alta que desean realizar ejercicios como parte del tratamiento:

Frecuencia

Realiza ejercicios cada 3 a 7 días a la semana. ¡Por supuesto! Debes alternar los tipos de ejercicio que realices.

Cambia las rutinas de ejercicio para hacer por lo menos 5 días de ejercicio cardiovascular y 2 o 3 días de ejercicio de fuerza.

Intensidad

Los investigadores coinciden que realizar actividad física de intensidad moderada a vigorosa, es la mejor opción para las personas con presión arterial alta.

Pero claro, "leve" es mucho mejor que nada. Empieza poco a poco y aumenta gradualmente la intensidad.

Duración de cada sesión de entrenamiento

La mayoría de las organizaciones para la salud del corazón, coinciden que cada sesión debe durar al menos unos 30 minutos y no debe exceder los 60 minutos de actividad.

También las organizaciones como la American Heart Association y la Fundación Nacional del corazón de Australia, coinciden que deben realizarse 150 minutos de actividad física a la semana.

¡Claro! Si realizas ejercicios de intensidad vigorosa, puedes hacer entre 75 a 90 minutos de esta actividad a la semana ¡Y obtener los mismos beneficios!

Para las personas que tengan menos limitación de tiempo, los entrenamientos de alta intensidad son muy eficaces.

Tipo de entrenamiento

Todas las organizaciones coinciden en priorizar el entrenamiento aeróbico, es decir los ejercicios cardiovasculares como:

- Caminar rápido.
- Correr.
- Bailar.
- Subir escaleras.
- Nadar.
- Andar en bicicleta.
- Entre otras.

Si te das cuenta, los mejores ejercicios aeróbicos, consisten en entrenamientos que involucran grandes grupos musculares para impulsar el movimiento.

Este tipo de ejercicios hace que el corazón tenga que bombear más intensamente para llevar sangre a una mayor cantidad de músculos.

Imagina que cuando haces ejercicios aeróbicos, tu corazón se hace más y más eficiente mientras cuidas también el resto de tu cuerpo.

¡Espera! Si también te gustan las pesas, no te desalientes. También los profesionales del corazón coinciden que debe realizarse entrenamientos de fuerza como formación complementaria.

Además, esta puede ser una mejor opción para comenzar, para las personas con limitaciones cardíacas o respiratorias.

Las recomendaciones generales para cada sesión de entrenamiento de fuerza incluyen realizar de 6 a 10 ejercicios por sesión.

Elije ejercicios de fuerza que abarque los principales grupos musculares (es decir, piernas, hombros, brazos, espalda, pecho y abdomen).

Realiza cada ejercicio de fuerza haciendo entre 8 a 15 repeticiones. Debes hacer unas 3 a 4 series, y puedes descansar entre 30 a 120 segundos entre cada una de ellas.

Por ejemplo, si elijes realizar sentadillas, harás 3 series de 10 sentadillas cada una. En total habrás realizado 30 sentadillas.

Si es tu primera vez haciendo ejercicio, empieza con poco peso y pocas repeticiones.

Cuando sientas que es muy fácil, aumenta las repeticiones o el peso. A mayor peso, menos repeticiones.

Ejemplo de programa de ejercicios para principiantes

Este entrenamiento es ideal si es la primera vez que haces ejercicio o si vuelves a iniciar luego de mucho tiempo.

Un programa típico de entrenamiento para principiante incluye 2 o 3 días de ejercicios aeróbicos y 2 días de entrenamiento de fuerzas. Juega con las combinaciones hasta que se adapte a ti.

Es importante comenzar a hacer ejercicios con facilidad. Una rutina de ejercicios aeróbicos simples y una rutina de entrenamiento de fuerza de todo el cuerpo es una buena opción.

Recupérate y descansa. Bien sea que seas experto o que estés empezando, debes darle a tu cuerpo el tiempo necesario de recuperación luego de un entrenamiento.

Es normal sentir dolor luego de hacer ejercicios, especialmente cuando estás comenzando, pero escucha a tu cuerpo.

Puede ser necesario descansar uno o dos días para permitir que el cuerpo se recupere.

Comienza lento y aprende a controlar la intensidad. Una intensidad moderada en cada ejercicio es aquel que te permite hablar de forma entrecortada.

Intenta mantenerte en esta intensidad, aunque también puedes comenzar a una menor intensidad e incrementarla cada día.

Comienza cada entrenamiento con 5 a 10 minutos de ejercicios aeróbicos ligeros de calentamiento y estiramientos.

Al terminar, recuerda enfriar y hacer ejercicios de flexibilidad. Esto ayudará a mejorar tu recuperación y, además, reducirá tu riesgo de sufrir lesiones.

Ejemplo de entrenamiento para principiantes

Rutina de ejercicios para el lunes

Ejercicios aeróbicos o cardio: realiza alrededor de 10 o 30 minutos de ejercicios de cardio.

Opción 1. Caminata para principiantes

- Puedes empezar realizando una caminata de 13 minutos.
- Solo necesitas un par de zapatos cómodos para caminar.
- Puedes caminar en exteriores o en una cinta de correr.
- Calienta el cuerpo durante 3 a 5 minutos, puedes comenzar caminando despacio.

- Realiza ejercicios de estiramiento durante 5 a 10 minutos luego de calentar.
- Aumenta el ritmo de tu velocidad para aumentar el trabajo. Asegúrate de poder mantener una conversación.
- Durante intervalos cortos aumenta la velocidad para acelerar tu ritmo cardíaco.
- Si tienes una colina cerca ¡Ve por ella! Subir una colina aumentará la intensidad del ejercicio.
- Reduzca la velocidad poco a poco hasta conseguir un ritmo cómodo para relajarte.
- Al terminar, recuerda estirarte.
- Apunta al objetivo de realizar caminatas cada vez más largas tanto en distancia como en tiempo. Llevar un registro del progreso te ayudará a mantenerte enfocado.

Opción 2. Rutina de bicicleta para principiantes

En este ejercicio trabajas con tu propio peso corporal y da a tu tiempo mayor oportunidad para adaptarse, pero sin impacto. Este ejercicio es ideal para las personas con problemas en las articulaciones que quieren comenzar a ejercitarse.

Comienzas manteniendo un ritmo cómodo a una baja resistencia. Es ideal que des tiempo a tu cuerpo de acostumbrarse. Mantente 3 minutos aproximadamente acostumbrando a tu cuerpo. Esto además te sirve como un calentamiento suave.

Los próximos 4 minutos aumentarás la resistencia para trabajar más intensamente pero que todavía te permita hablar. Este esfuerzo comenzarás a sentirlo en las piernas, pero puedes reducir la velocidad si experimentas demasiado dolor o ardor.

Puedes alternar períodos suaves de intensidad moderada a otros más intensos.

Cuando termines de entrenar, reduce la intensidad y la velocidad a un ritmo cómodo durante unos 3 minutos para enfriarte.

Al bajarte de tu bicicleta, no olvides hacer ejercicios de estiramiento.

Opción 3. Entrenamiento elíptico para principiantes

Los ejercicios elípticos son un buen aliado para las personas que necesitan reducir el impacto en las rodillas ocasionado por correr o por caminar en la cinta. Es muy amigable para las rodillas y las caderas, por lo que son una buena opción para los adultos mayores.

Además, los ejercicios elípticos también soportan peso, por lo tanto, puedes desarrollar músculos y fortalecer los huesos con este ejercicio. Pregunta a tu médico si puedes realizar este ejercicio antes de llevarlo a cabo.

Comienza con entrenamientos cortos, 10 minutos pueden ser suficientes para comenzar. Pero debes aumentar el tiempo a períodos más largos a medida que incrementas tu condición física. El siguiente es un entrenamiento realizado en base a 20 minutos, pero puedes comenzar poco a poco hasta conseguir completar este programa.

Comienza tu calentamiento sobre la máquina elíptica realizando un ritmo cómodo para ti. Las rampas deben encontrarse en una baja resistencia. Mantén este ritmo durante unos 5 minutos.

A partir del minuto 6, aumenta la resistencia y las rampas de 1 a 4 aumento. Debes sentir que estás trabajando más intensamente que durante el ritmo de calentamiento, pero todavía deberías ser capaz de mantener una conversación. Mantente a este ritmo durante unos 3 minutos más. Esta será tu línea base de intensidad o ritmo de referencia.

A continuación, incrementa la resistencia una vez más, para que sientas un trabajo mucho más intenso que el anterior y mantén este ritmo durante 2 minutos.

Reduce un poco la resistencia para volver a la línea base de intensidad. Permanece a esta intensidad durante unos 3 minutos.

Aumenta tu resistencia nuevamente hasta sentir que estás trabajando con mayor intensidad a la línea base. Durante 2 minutos más continúa a esta intensidad.

Disminuye un poco más la resistencia y vuelve a un nivel cómodo para enfriar durante unos 5 minutos.

Rutina de ejercicios para el martes

El primer día de entrenamiento de fuerza corporal total. Puedes elegir las combinaciones y entrenamientos que quieras. A continuación, conocerás algunas opciones para empezar:

Opción 1. Fuerza corporal total básica

Este entrenamiento incluye varios ejercicios de fuerza para involucrar a los principales grupos musculares.

Consejos prácticos

- Empieza cada entrenamiento con algunos minutos de cardio ligero para calentarte. Puede tomar unos 5 a 10 minutos.
- Este entrenamiento debes realizarlo de 1 a 3 días no consecutivos durante la semana, es decir, toma al menos un día de descanso entre cada entrenamiento.
- Comienza con pocas series de 12 repeticiones cada ejercicio. Elije el peso adecuado que te permita completar las 12 repeticiones, pero que las últimas sean más difíciles, pero no imposibles.

Estocada Asistida

Este ejercicio promueve el movimiento funcional y aumentan la fuerza en piernas y glúteos al mismo tiempo.

Comienza con los pies separados a la altura de los hombros. Utiliza una silla o una pared para ayudarte a mantener el equilibrio.

Da un gran paso hacia adelante con la pierna derecha y obla la rodilla. Dobla la rodilla hasta que tu muslo se encuentre paralelo al suelo. La rodilla derecha no debe extenderse más allá de la punta de tu pie derecho. Mantén tu torso recto.

Ahora con tu pie derecho empujaras hacia arriba tu cuerpo para volver a la posición inicial. Realiza el movimiento de empuje desde el talón sin bloquear las rodillas.

Realiza este movimiento con el pie izquierdo adelante.

Completa 3 series de 10 repeticiones cada una.

Variación: si sientes tensión sobre las rodillas, puedes reducir el rango de movimiento y solo bajar hasta la mitad. Concéntrate en mantener una buena forma.

Otra alternativa es colocar el pie delantero sobre un escalón o una pequeña plataforma en caso que las estocadas regulares hagan doler tus rodillas.

Perro pájaro o "Bird-dog"

Con este ejercicio, no solo fortaleces los abdominales y la espalda, sino que, además, involucra los glúteos y mejora la estabilidad y el equilibrio.

Para comenzar este ejercicio debes colocarte sobre tus rodillas y manos en el suelo. Mantén la espalda recta y los abdominales contraídos.

Levanta tu brazo derecho hasta que esté al mismo nivel que el resto de tu cuerpo y paralelo al suelo.

Simultáneamente, levanta la pierna izquierda y estírala hasta que también mantenga una postura recta y paralela al suelo.

Durante un momento, mantén la postura y luego baja y repite en el otro lado. Esta vez, realiza el movimiento levantando tanto la pierna derecha como el brazo izquierdo al mismo tiempo. Continúa alternando cada lado en 1 a 3 series de 10 a 16 repeticiones cada una.

En todo el ejercicio debes mantener un movimiento controlado y lento intentando mantener tu cuerpo recto durante todo el ejercicio.

Extensión de tríceps sentado

Con este ejercicio trabajas los músculos tríceps, si los haces de pie, obtienes alrededor del 76% de la activación muscular. Es fundamental que en este ejercicio mantengas los brazos cerca de las orejas mientras realizas el descenso del peso por detrás de tu cabeza.

Algunas personas afirman que hacerlo sentado es más difícil que en posición de pie. Prueba las dos variedades y realiza el ejercicio más cómodo para ti. ¡Comencemos!

Siéntate en una silla o párate erguido con los pies manteniendo una separación a la altura de los hombros. Necesitarás un objeto pesado que puedas llevar detrás de tu cabeza y sostenerlo cómodamente con ambas manos. Puedes utilizar una pesa o una botella de agua.

Los codos deben apuntar hacia adelante mientras bajas el peso detrás de tu cabeza. Tus codos formarán un ángulo de 90 grados aproximadamente. Los bíceps deben mantenerse cerca de las orejas en todo momento.

Para aprovechar el ejercicio, contrae tus abdominales durante todo el ejercicio. No debes arquear tu espalda.

Estira tus brazos mientras contraes los tríceps extendiendo el peso hacia arriba.

Repite durante 1 a 3 series de 8 a 15 repeticiones cada serie.

Sentadillas en el suelo usando una pelota

Un buen ejercicio para las piernas. Las sentadillas incrementan la fuerza en la parte inferior del cuerpo y también en el centro. También mejoran la flexibilidad en las caderas y en la parte baja de la espalda.

Debes comenzar parándote con los pies a una separación mayor al ancho de los hombros.

Coloca tus manos sobre la pelota de ejercicios e intenta que la pelota ruede mientras doblas las rodillas al bajar las caderas en una sentadilla.

Tus abdominales deben permanecer hacia adentro y tu espalda mantenerse recta. Asegúrate de mantener las rodillas por detrás de los dedos de los pies mientras te encuentras en la posición de sentadilla.

Regresa a la posición inicial poniéndote de pie mientras haces rodar la pelota con las manos. Aprieta los glúteos evitando bloquear las rodillas. Debes apoyarte sobre los talones y nunca sobre los dedos de los pies.

Flexiones de pared

Un buen ejercicio para trabajar el pecho y los hombros. Es muy sencillo y fácil de hacer para comenzar a fortalecer la parte superior del cuerpo.

Encuentra la pared más cómoda que te parezca y párate junto a ella con una separación del ancho de tus brazos. También puedes utilizar una barandilla de una escalera alta.

Coloca tus manos en la barandilla o e la pared de forma tal que sean un poco más separadas al ancho de los hombros.

Mantén tus abdominales bien contraídos y empujados hacia adentro mientras mantienes tu espalda bien recta. Dobla tus codos y lleva tu cuerpo hacia la pared. Tus hombros deben formar un ángulo de 90 graos.

Vuelve a la posición de inicio empujando tu cuerpo hacia atrás. Recuerda que debes concentrar tu atención en los brazos y el pecho, no debes mover las piernas.

Repite 1 o 2 series de 12 repeticiones cada una.

Opción 2. Segundo nivel de intensidad para principiantes

Este programa es un entrenamiento de cuerpo completo también para principiantes, pero un poco más exigente que el anterior. Está centrado en fortalecer los músculos principales del cuerpo como los glúteos, músculos, pecho, espalda, hombros, entre otros.

Consulta con tu médico antes de comenzar este entrenamiento si tienes algún tipo de lesión u otro problema de salud.

Puedes también realizar los ejercicios anteriores agregando más dificultad. Para ello puedes cargar mayor peso o hacer más repeticiones o series adicionales.

Flexiones con la pelota

Con la pelota frente a ti, comenzarás arrodillándote sobre el suelo. Rueda hacia adelante haciendo que tus manos se muevan hacia donde las puedas apoyar con total comodidad. Apoya tu cuerpo con los abdominales hacia adentro cómodamente. Tus hombros deben permanecer hacia atrás conservando una postura corporal de línea recta.

Pon tus manos a una distancia un poco más ancha que la de los hombros. Realiza la flexión doblando tus codos.

Presiona con las palmas de las manos hacia atrás para volver a colocar tu cuerpo en la posición inicial.

Repite durante 15 repeticiones unas 2 a 3 sesiones.

Si el movimiento de la pelota dificulta mucho el ejercicio para ti, puedes modificar el ejercicio haciendo flexiones de brazos tradicionales. Una buena opción para comenzar es apoyar tu cuerpo sobre las rodillas en lugar de sobre los pies.

Prensas de pecho

La prensa de pecho, es un ejercicio muy bueno para fortalecer tanto los hombros como los tríceps y los músculos del pecho. Es un excelente ejercicio para fortalecer la parte superior del cuerpo.

Necesitarás un par de mancuernas y un banco o un escalón sobre el cual puedas acostarte. Comienza colocando las pesas sobre el pecho. Las palmas de tus manos deben mirar hacia afuera, es decir, hacia la parte de abajo de tu cuerpo.

Dobla tus codos y baja los brazos. Detén el movimiento cuando tus codos se encuentren justo por debajo del pecho. Imagina que estas formando con tus brazos un arco.

Sin bloquear los codos, presiona las pesas hacia arriba. Realiza movimientos lentos y controlados, no te dejes llevar por la fuerza de gravedad. Ten mucho control al subir y también al bajar las mancuernas.

Has unas 3 series de 15 repeticiones cada una. Recuerda que puedes descansar unos 20 o 60 segundos entre cada serie.

Peso muerto

Cuando haces bien este ejercicio, puedes fortalecer los músculos de la cadera posterior. También mejora la fuerza de agarre y la fuerza del torso. Con este ejercicio puedes trabajar los glúteos, los músculos isquiotibiales, la espalda baja, los gemelos, los cuádriceps e incluso algunos músculos de la parte superior del cuerpo.

Comienza este ejercicio con poco peso concentrándote en aprender la forma. Cuando lo domines podrás aumentar más peso.

Este ejercicio lo comenzarás estando de pie y manteniéndolos a una separación a la altura de las caderas. Tus rodillas deben estar ligeramente flexionadas. Sostén el peso frente a tus muslos.

Manteniendo la espalda recta y los hombros hacia atrás, contrae los abdominales hacia adentro e inclínate desde tus caderas. Baja el peso lentamente colocándolo cerca del cuerpo. Lleva la pesa tan abajo como permita tu flexibilidad.

Para volver a la posición inicial presiona los glúteos y levanta el peso.

Planifica un entrenamiento de 3 series por 15 repeticiones.

Rotación sentada para abdomen o "giros rusos"

Este ejercicio te permite fortalecer los músculos abdominales laterales.

Siéntate manteniendo una buena postura. No debes adoptar una posición tan recta, siéntate inclinado tu espalda ligeramente hacia atrás. Sostén entre tus manos una mancuerna o una pelota medicinal. Debes mantener el peso frente a tu torso con los codos flexionados ligeramente. Tus piernas deben estar ligeramente flexionadas hacia adelante y apoyados suavemente sobre el suelo con los talones.

Es importante que mantengas tus abdominales contraídos y gires lentamente el peso hacia el lado derecho del cuerpo mantenido las caderas y las piernas hacia adelante.

Lleva la pelota o la mancuerna hacia el centro contrayendo tus abdominales. Lleva el peso hacia la izquierda. Concéntrate en mantener girando solo tu torso.

Si quieres más dificultad, coloca tus pies elevados en el aire sin tocar el suelo en ningún momento.

Realiza 3 series de 15 repeticiones cada una.

Burpees

Este ejercicio es odiado y, a la vez amado por todos. Esto es porque es un ejercicio que involucra el movimiento del cuerpo entero y es tan efectivo que realmente sentirás el trabajo. Los burpees son ejercicios que también mejorar la resistencia cardiovascular mientras trabaja la fuerza muscular.

Comienzas los burpees parándote de pie con los pies separados a la altura de los hombros y los brazos a cada lado del cuerpo.

Extiende tus manos frente al cuerpo y comienza adoptando una posición de agachada y, al momento que tus manos lleguen al suelo, coloca las piernas rectas detrás de tu cuerpo. Debes adquirir la posición clásica de plancha o de flexión.

De una manera explosiva, realiza un salto con los pies hasta las palmas de las manos mientras giras tu cintura. Lleva tus pies hacia las manos tanto como puedas. Puedes colocar tus pies fuera de las manos si es necesario.

Ponte de pie parándote derecho y lleva tus brazos por encima de la cabeza y haz un salto.

Completa 3 series de 10 repeticiones cada una.

Rutinas de ejercicios para los miércoles

Hoy es el día que descansarás del ejercicio. Luego de un día de haber realizado entrenamientos de fuerza, es importante descansar para permitir que tus músculos se recuperen más rápidamente y mejor.

De esta manera, conseguimos mejorar nuestro rendimiento y estimular el crecimiento muscular. Además, mejorará la actitud para los próximos entrenamientos.

Sin embargo, la idea del día de descanso no es para estar sentado frente a la televisión o con tu dispositivo móvil todo el día.

¡Es importante mantenerte activo! Puedes realizar un estiramiento suave, o realizar actividades domésticas como limpiar el piso, ordenar la casa, cuidar las plantas en una sesión de jardinería, entre otras.

Estas actividades, aunque son comunes y sencillas, son muy poderosas para mantenerte en movimiento.

Por supuesto, puedes descansar y ver una película o tu serie preferida, pero evita estar sentado durante la mayor parte el día.

Rutinas de ejercicios para los jueves

Este es otro día para realizar ejercicios aeróbicos. Puedes aumentar unos 5 o 10 minutos al entrenamiento que realizaste el día lunes o puedes mantenerte haciendo la misma rutina.

Una manera práctica de evitar aburrirte con los entrenamientos es hacer nuevos ejercicios. Si el lunes hiciste ejercicios elípticos, el jueves puedes salir a dar un paseo.

¡Por supuesto! Si te has hecho amante de algún tipo de ejercicio puedes también mantenerte en la misma actividad, pero intenta aumentar la intensidad y la distancia progresivamente.

Rutinas de ejercicios para los viernes

Segundo día de entrenamiento de fuerza de la semana. En este caso, es mejor mantenerse realizando la misma rutina de entrenamiento que del día martes.

De esta manera, podrás mejorar la postura y la técnica del ejercicio y desarrollar la fuerza y la resistencia de manera consistente.

Cambia la rutina del entrenamiento de pesa cada 4 a 6 semanas, es decir, incluye otra serie de ejercicios para que tus músculos trabajen de manera uniforme.

No obstante, si es recomendable realizar variaciones de los ejercicios de cada rutina para aumentar su resistencia. Es decir, puedes aumentar la cantidad de peso o el número de repeticiones por serie.

Cada uno de los entrenamientos de fuerza que vimos en esta sección, tiene variaciones con mayor dificultad para que sigas con el mismo entrenamiento hasta sacar el máximo provecho del mismo.

Rutinas de ejercicios para los sábados

Este es el tercer día de cardio de la semana. Si es tu primera semana, puede que quieras tomarte un descanso este día.

Así que tienes dos opciones, puedes hacer tu rutina de cardio habitual o realizar un entrenamiento ligero de cardio, por ejemplo, dar un paseo en el parque, dar una vuelta en bicicleta tranquilamente, bailar, entre otras.

Rutinas de ejercicios para los domingos

Este es el segundo día de descanso. Al igual que el día anterior, procura mantenerte activo. Una buena manera de aprovechar el día de descanso, es planificar la siguiente semana de entrenamiento y fijar metas para cada una de las sesiones de ejercicio.

Recomendaciones finales de ejercicios

Mantén muy presente el por qué has decidido comenzar a hacer ejercicio. Hacer ejercicio 30 minutos al día, harán mucho más por tu salud que 30 minutos en las redes sociales o frente al televisor.

A veces es necesario semanas o hasta meses para probar con distintos ejercicios y horarios hasta encontrar el ejercicio que disfrutes.

¡No te rindas! No tienes que seguir el mismo horario ni la misma rutina todas las semanas.

Solo mantente en movimiento, esfuérzate por vencer el sedentarismo y verás como tu presión arterial vuelve a la normalidad y más allá de eso, toda tu salud se verá muy beneficiada.

CAPÍTULO 12. EDUCACIÓN PARA LA SALUD DE LA PRESIÓN ARTERIAL

La hipertensión arterial, se trata de una enfermedad grave que incrementa el riego a desarrollar enfermedades cardíacas, renales, cerebrales, entre otras. La presión arterial alta, no aparece de un día a otro, es un silencioso problema que se desarrolla durante años.

No obstante, realizar algunas pequeñas modificaciones en el estilo de vida, puede hacer una gran diferencia en la prevención y el tratamiento en la presión arterial alta.

Datos clave

- Se estima que alrededor de 1,13 mil millones de personas tienen hipertensión arterial en todo el mundo.
- Se estima que 1 de cada 4 hombres y al menos 1 de cada 5 mujeres viven con presión arterial alta.
- Al menos 2 tercios de las personas con hipertensión viven en países de ingresos de medianos a bajos.
- Menos de 1 de cada 5 personas con hipertensión arterial tienen buen control sobre sus cifras de tensión.
- Una de las principales causas de muerte prematura en todo el mundo es la hipertensión arterial.

Consejos y recomendaciones generales para prevenir y tratar la presión arterial alta

A continuación, conocerás brevemente las medidas naturales más efectivas para el control y la prevención de la hipertensión arterial. Estas medidas serán igualmente eficaces para reducir el riesgo de complicaciones de la enfermedad:

Pierde esos kilos de más

Frecuentemente, la presión arterial aumenta a medida que el peso corporal también se incrementa. Además, la obesidad y el sobrepeso pueden ocasionar también problemas de salud como el síndrome metabólico, la diabetes, apnea del sueño, entre otros.

Uno De los cambios en el estilo de vida más efectivos para controlar la presión arterial alta, es perder peso.

Incluso cuando tan solo logras reducir una pequeña cantidad de grasa, la presión arterial se ve muy beneficiada.

De hecho, pues reducir la presión arterial en aproximadamente 1 mmHg por cada kilogramo de grasa que pierdes.

Este efecto puede ser aún más importante, si pierdes grasa almacenada alrededor del abdomen. Este tipo de obesidad es la que más se asocia con el desarrollo de hipertensión arterial, entre otras enfermedades.

Has ejercicio frecuentemente

No cuenta si haces ejercicio un día y lo olvidas para siempre. Es importante comenzar a ejercitarte al menos unos 150 minutos a la semana. Al día son aproximadamente 30 minutos de entrenamiento físico.

La presión arterial puede reducirse entre 5 a 8 mmHg cuando realizamos ejercicio regularmente. Sin embargo, este efecto solo es válido mientras te mantienes haciendo ejercicio, si dejas de hacer ejercicio por mucho tiempo, tu presión arterial volverá a subir.

Pasamos más tiempo de nuestros días frente a las pantallas y no obtenemos ningún beneficio, así que, con una buena planificación, seguro podrás hacerlo.

Puedes hacer ejercicios aeróbicos como caminar, montar en bicicleta, trotar, nadar, bailar, entre otros. Aunque es buena idea incluir entrenamientos de fuerza para mejorar el resultado en tu salud y presión arterial.

Reduce la sal de tus comidas

Para el control de la presión arterial, es crucial que reduzcas el consumo de sal de tu dieta.

Es cierto que nuestro cuerpo necesita una pequeña cantidad de sal, pero esta cantidad es menos de 2,300 mg al día, esto equivale a una cucharadita de sal al día.

Es tan importante reducir la sal, que tan solo haciendo este pequeño cambio en tus comidas obtienes una reducción alrededor de 5 a 6 mmHg en la presión arterial.

Consejos para reducir la sal:

No uses sal. Bien, esto está más que claro, pero en su lugar, puedes sazonar las comidas con hierbas y especias para darle más sabor a las comidas. El ajo es una buena opción para saborizar las comidas.

Reduce gradualmente la cantidad de sal que agregas a tus comidas. Hacerlo de forma brusca puede ser imposible para muchas personas.

Lee cuidadosamente las etiquetas. No necesitas alimentos con alto contenido de sodio, elimina todos aquellos alimentos que en su etiqueta señalen una impresionante cantidad de sodio. Algunos alimentos que por lo general son altos en sal y debes evitar son los siguientes productos: sopa enlatada, panes y bollos, pizza, aves de corral, bocadillos. Revisa cuidadosamente las etiquetas de estos productos. Elije todas las opciones bajas en sal.

No comas alimentos procesados. Muchos de estos alimentos contienen gran cantidad de sodio como parte de su procesamiento.

Cuidado con lo que comes

La dieta DASH es el enfoque dietético para detener la hipertensión, este plan nutricional consiste en una dieta rica en cereales integrales, verduras, frutas y productos lácteos reducidos en grasa.

Este tipo de alimentación permite obtener una reducción de unos 11 mmHg en la presión arterial, un gran beneficio para prevenir y tratar la hipertensión sin medicamentos.

Por supuesto, no es fácil cambiar la forma en la que comemos de un día a otro, pero no es imposible. Los siguientes son consejos que te ayudarán a mantener en este nuevo cambio nutricional:

Lleva un registro de tus alimentos. Es una buena opción para conocer realmente qué es lo que estás comiendo, en qué cantidad y cuántas veces. De esta manera podrás identificar aquellos hábitos que debes corregir.

Planifica tu lista de compras. Si vas al mercado sin una planificación, seguramente caerás en la tentación de comprar los alimentos que debes evitar. Lleva tu "lista de mercado" con todos los alimentos saludables que comerás durante la semana.

Planifica snacks saludables. Todos en algún momento del día podemos ser víctimas de esos antojos de un bocadillo o una pequeña merienda. En este momento es cuando más fácilmente podemos volver a comer alimentos que no convienen para nuestra salud. No te preocupes, tan solo ten a la mano ideas de snacks saludables fáciles de comer, puede ser una porción de fruta, un yogur entre otros.

Deja de fumar

El cigarrillo contiene una serie de productos químicos en su interior, los cuales, al ser inhalados, entran a tu torrente sanguíneo y pueden causar daños en tus vasos sanguíneos. Dejar de fumar ayudará a que tu presión arterial regrese a cifras saludables.

Dejar de fumar, también reducirá tu riesgo a desarrollar enfermedades cardíacas, pulmonares, varios tipos de cáncer y otros problemas de salud.

Reduce tu consumo de alcohol

Aunque se sabe que cierta cantidad de alcohol podría ser buena para la salud cardiovascular, demasiado alcohol, causa el efecto contrario.

Beber alcohol con moderación se asocia a una reducción de unos 4 mmHg en la presión arterial alta.

Ahora bien, beber con moderación es no exceder a 1 trago en las mujeres y no exceder a 2 tragos en los hombres. Cada bebida equivale a 12 onzas de cerveza o 5 onzas de vino.

Exceder más de estas cantidades, ya incrementa tu presión arterial varios puntos.

Además, si tu médico te indicó algún medicamento para la presión arterial alta, el alcohol, puede interferir con su eficacia.

Controla el estrés

Se ha demostrado que las personas con estrés crónico tienen más riesgo a desarrollar hipertensión arterial. También el estrés ocasional podría estar contribuyendo a la elevación de la presión arterial.

A menudo, cuando atravesamos períodos de estrés recurrimos a hábitos nocivos para la salud como a beber alcohol, comer alimentos poco saludables o a fumar aumentando el riesgo aún más.

Las hormonas del estrés, por ejemplo, el cortisol, ocasionan que los vasos sanguíneos se contraigan causando picos temporales de presión arterial elevada.

Algunos consejos para controlar el estrés

Evita los desencadenantes. El primer paso es identificar qué es aquello que está causando el estrés. Una vez identificado, es ideal evitarlo siempre que sea posible. Por ejemplo, si una persona produce en ti sensaciones estresantes, evítala en lo posible, si tu estrés es causado por el tráfico de la hora pico, intenta salir más temprano o utilizar transportes alternativos.

Enfoca tu atención en los problemas que dependen de ti y planifícate para resolverlos. A veces es el estrés aparece cuando dejamos cosas pendientes. Intenta tomar las medidas necesarias para resolver los conflictos.

Toma tiempo para relajarte. Es importante tomar algunos minutos del día y simplemente dedicarte a relajarte. Puedes hacer tu actividad favorita, respirar tranquilamente, o cualquier actividad con la que obtengas alivio.

Practica agradecer. Manifestar gratitud hacia otras personas ayuda a disminuir el estrés. Comienza poco a poco, no necesitas grandes actos para comenzar a agradecer. Comienza por las pequeñas cosas.

Duerme suficiente. Cuando no se duerme lo suficiente el riesgo a desarrollar enfermedades cardíacas, presión arterial y accidente cerebrovascular aumenta. Dormir bien es parte esencial de una vida saludable, de hecho, no hacerlo se asocia con muchos problemas de salud.

Para obtener una buena calidad de sueño durante la noche, sigue los siguientes consejos:

- Fija horarios regulares para dormir y para despertarte. Es decir, acostúmbrate a irte a la cama siempre a la misma hora.
- No excedas las siestas durante el día a más de 45 minutos.
- No tomes cafeína 6 horas antes de irte a dormir. Por ejemplo, evita tomar café, té, chocolate o refrescos.
- Has los ejercicios regularmente ¡pero no justo antes de irte a dormir! Esto te colocara en un estado de alerta.
- Usa ropa cómoda y apropiada a la temperatura del ambiente.
- No bebas demasiado alcohol por lo menos 4 horas antes de dormir. Aunque en general, evita el alcohol.
- Aleja todos los dispositivos electrónicos de tu habitación. La luz azul de los dispositivos impide conciliar una buena noche de sueño ya que imitan la luz del día. De esta manera, los dispositivos engañan a tu cerebro haciéndole creer que no debe dormir.
- Elimina la mayor cantidad de luz que puedas. Además, bloquea todo el ruido que pueda distraerte.
- Toma una cena ligera, si es posible evita comer al menos unas 2 a 4 horas antes de dormir.

Hipertensión Arterial

SECCIÓN 3. LA OPINIÓN DEL EXPERTO

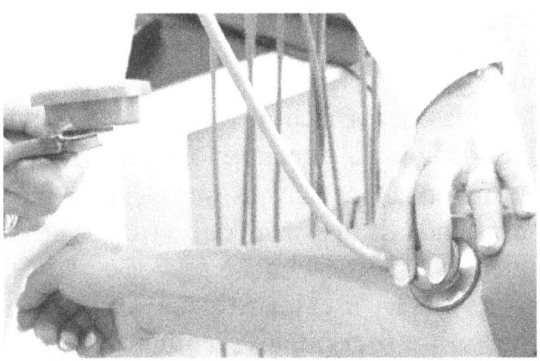

En esta sección de entrevistas, abordamos los principales cuestionamientos de los pacientes y sus familiares en relación al uso de remedios naturales como parte del tratamiento preventivo y complementar de la hipertensión arterial y sus complicaciones. Presentadas en el **interactivo formato de Preguntas-Respuestas,** *el* **Dr. Mario Vega Carbó**, *autor de este texto,* **responde las principales dudas** *de su audiencia*

Parte 1. Alimentos y suplementos para bajar la presión alta de forma natural

La presión arterial es la fuerza que ejerce la sangre que circula contra las paredes de las arterias. Cuando la misma aumenta, se produce una hipertensión, que es una dolencia que padece un tercio de la población adulta. Si esta no se trata, puede causar complicaciones graves como infarto de corazón, accidente cerebrovascular y daños renales y visuales.

Esta enfermedad se presenta cuando los valores superan los 140 mmHg de máxima (sistólica) y los 90 mmHg de mínima (diastólica). Basta con que una de estas 2 mediciones esté por encima de lo normal para que se considere que el paciente tiene presión alta.

El consumo de determinados alimentos y de suplementos vitamínicos y minerales podría ayudar a tratarla. Para conocer más sobre este tema, entrevistamos Mario Vega Carbó, médico endocrinólogo, nutricionista y máster en longevidad satisfactoria con más de 20 años de experiencia.

-Doctor, ¿la hipertensión es realmente un problema grave?

Sí. Cuando no se controla puede causar el endurecimiento y engrosamiento de las arterias y provocar un ataque cardíaco o un accidente cerebrovascular. También puede generar una aneurisma, trastornos metabólicos, insuficiencia cardíaca o vasos sanguíneos debilitados, engrosados o rotos en los riñones o en los ojos.

-¿Qué tipo de alimentación se recomienda para estas personas?

A estos pacientes se les aconseja seguir una dieta conocida como DASH (*"Dietary Approaches to Stop Hypertension"* ó Enfoques Alimentarios para Detener la Hipertensión). Se trata de una opción baja en sodio que incluye muchas frutas, vegetales, granos integrales, lácteos y proteínas magras.

Su implementación puede disminuir los riesgos de ataque cardíaco, accidente cerebrovascular, osteoporosis y cálculos renales, y ayuda a controlar la diabetes y mejorar los niveles de colesterol. Además también sirve para bajar de peso.

-¿Cómo funciona la dieta DASH y qué tipos de alimentos incluye?

Esta dieta baja la hipertensión al reducir la cantidad de sodio que se consume al día y sumar una variedad de alimentos ricos en potasio, calcio, magnesio y fibra. Sus platos incluyen muchas verduras, frutas, productos lácteos bajos en grasa, granos enteros, legumbres, semillas, nueces, aceites vegetales, pescado, aves y carnes magras.

-¿Qué alimentos se evitan en la dieta DASH?

En esta dieta se evitan la sal, las grasas saturadas y las grasas totales, reduciendo el consumo de carnes rojas, productos lácteos enteros, alimentos fritos, dulces y bebidas azucaradas y alcohólicas.

-¿La dieta vegetariana también es buena opción para controlar la hipertensión?

Sí. Esta dieta también ayuda a reducir los niveles de grasas saturadas y colesterol en sangre, y los riesgos de enfermedades cardiacas, obesidad, hipertensión, colesterol malo, diabetes y ciertos tipos de cáncer.

-¿Cuál es el consumo de sodio recomendado?

Por lo general se recomienda reducir su consumo a 2.300 mg al día. En caso de que el paciente ya sufra de hipertensión, padezca de diabetes o enfermedades renales o tenga más de 50 años, lo ideal es consumir menos de 1.500 mg por día.

-¿Cómo se puede reducir el consumo de sal?

Para disminuir su consumo se recomienda sazonar los alimentos con hierbas y especias, limón, naranja lima o vinagre en su lugar. También evitar los alimentos enlatados o enjuagarlos en agua, y revisar las etiquetas de los productos que se compran para ver el contenido de sodio.

Otros consejos son reducir los alimentos y condimentos que tengan mucha sal, como los encurtidos, las aceitunas, los embutidos, la mostaza y las salsas de tomate y soja, y no añadirla cuando se cocina arroz, pasta o cereal caliente.

-¿Cuántas porciones de cada alimento se deben consumir por día en esta dieta?

Se calcula que por día se deben ingerir de 6 a 8 porciones de granos (pan, cereales, arroz, pasta), de 4 a 5 porciones de vegetales (tomates, zanahorias, brócoli, batatas, hortalizas), de 4 a 5 porciones de frutas (banana, naranja, manzana, pera, kiwi, sandía, mandarina, frutilla), de 2 a 3 porciones de lácteos (leche, yogur, queso), menos de 6 porciones de carnes magras, aves y pescado, y de 2 a 3 porciones de grasas y aceites.

Además, por semana se pueden comer de 4 a 5 porciones de frutos secos, semillas y legumbres (almendras, semillas de girasol, frijoles, guisantes, lentejas) y menos de 5 porciones de dulces (jalea, mermelada, sorbete, limonada, helados de fruta, caramelos, galletas dulces con bajo contenido de grasa).

-¿Qué consejos se le puede brindar a alguien que quiera implementar la dieta DASH?

Lo primero que se le puede decir es que no trate de cambiar su alimentación de un día para el otro, sino que lo haga en forma gradual. Luego debe comenzar a pensar a la carne como una parte de la comida y no como el plato principal. Por el contrario, debe dejar de ver a los vegetales como una guarnición y entender que bien acompañados pueden ser la base de la alimentación.

En tanto, para empezar a consumir más frutas, las puede agregar al cereal o avena del desayuno o elegirlas como postre del almuerzo o cena, o como opción de merienda.

-¿La dieta DASH ofrece todos los nutrientes necesarios?

Sí. Cuando está bien planificada y personalizada es una dieta saludable tanto para adultos como para niños. Al ser baja en grasas saturadas y alta en fibra es un estilo de alimentación muy recomendable al brindar todos los nutrientes.

-¿Si tomo medicación para la hipertensión puedo comer con sal libremente?

No. La medicación es sólo una parte del tratamiento. Los hábitos de vida saludables, como una dieta baja en sodio, la práctica de ejercicio físico y no consumir alcohol ni fumar también son muy importantes para controlar la enfermedad.

-¿Los hipertensos tienen prohibido el café?

No. El consumo moderado de café no provoca hipertensión, aunque la cafeína puede generar una subida repentina de la presión en personas que no la beben de manera habitual.

-¿Es cierto que tomar mucha agua eleva la presión arterial?

No. El consumo de agua no aumenta la presión arterial y es muy importante para mantenerse bien hidratado.

-¿El consumo moderado de cerveza es beneficioso para la hipertensión?

Sí. La cerveza posee un bajo contenido en sodio, un alto nivel de potasio y una baja graduación alcohólica, por lo que su consumo moderado tiene efectos protectores en la salud cardiovascular.

-¿Comer con mucho picante sube la presión arterial?

De momento no hay ninguna evidencia de que el picante suba la presión arterial. Por el contrario, se cree que su uso moderado puede ser beneficioso por su efecto relajante de los vasos sanguíneos.

-¿Qué suplementos vitamínicos y minerales se utilizan para la hipertensión?

Para estos pacientes se recomiendan suplementos de calcio, ácido fólico, ácidos grasos Omega-3, melatonina y productos que aumenten el óxido nítrico, como la coenzima Q_{10} y la L-arginina, que ensanchan los vasos sanguíneos.

También se está investigando el uso de magnesio, potasio y vitamina D, aunque de momento la evidencia obtenida es contradictoria para estos casos y se necesitan más estudios al respecto.

-¿Qué función cumple el calcio y cuál es la dosis diaria recomendada?

El calcio ayuda a desarrollar los dientes y los huesos, la coagulación de la sangre, la secreción de hormonas y el mantenimiento del ritmo cardíaco normal, entre otras funciones.

Se cree que su ingesta también podría colaborar en la prevención de la hipertensión. Los suplementos dietarios a la venta pueden incluir este mineral solo o combinarlo con otros nutrientes, como la vitamina D.

En promedio, los adultos deben ingerir entre 1.000 y 1.200 mg de calcio al día. No obstante, en casos de hipertensión su uso solo se aconseja con prescripción médica, ya que en grandes cantidades puede cambiar la manera en que el cuerpo absorbe ciertos medicamentos, como los utilizados para controlar la presión arterial, las hormonas sintéticas para la tiroides, los antibióticos y las pastillas de hierro.

-*¿Y el ácido fólico?*

Es un tipo de vitamina B que ayuda al organismo a crear células nuevas, descomponer y utilizar proteínas, producir ADN y formar glóbulos rojos, entre otras funciones.

Los estudios realizados hasta la fecha indican que su uso diario durante al menos 6 semanas baja la presión arterial en los pacientes con hipertensión. Sin embargo su combinación con fármacos para esta dolencia no mostró mejoras en sus resultados comparado con la ingesta del medicamento solo. La gran mayoría de los pacientes no presenta efectos secundarios en dosis inferiores a 1 mg al día.

-*¿Qué son los ácidos Omega-3?*

Son un tipo de grasa poliinsaturada que fortalece a las neuronas, ayuda a mantener el corazón sano y reduce los niveles de triglicéridos. Además hay indicios de que podría colaborar con la prevención de la fibrosis vascular y el desarrollo de la hipertensión al mejorar el flujo sanguíneo.

Sus suplementos se venden en cápsulas de origen vegetal y como aceite de pescado. La dosis diaria recomendada es de 250 mg y se toma 1 o 2 veces al día con o sin alimentos. Como efectos secundarios puede causar mal aliento, acidez, vómitos, náuseas y diarrea.

-*¿Qué es la coenzima Q_{10} y para qué sirve?*

Es un antioxidante que el organismo genera de manera natural y es utilizado por las células para su mantenimiento y crecimiento. Además, se cree que podría ayudar a tratar ciertas dolencias cardíacas y la migraña y reducir la presión arterial.

Sus suplementos se venden en cápsulas, tabletas masticables, jarabes líquidos y obleas, de entre 30 y 100 mg. En general su uso en estas dosis es bien tolerado y no provoca grandes efectos secundarios.

-¿Y la L-arginina?

Esta es un aminoácido que ayuda al organismo a crear proteína. El cuerpo también la convierte en óxido nítrico, que ensancha los vasos sanguíneos y favorece la reducción de la presión arterial. Su empleo en forma oral o tópica se considera seguro, aunque puede causar dolor abdominal, náuseas y diarrea. Además no se recomienda para pacientes que han sufrido un ataque cardíaco reciente, o que sufran de alergia o asma.

Por otro lado, también puede causar interacciones con anticoagulantes y su combinación con medicamentos para la presión arterial o con isoproterenol, nitratos o sildenafil (nombre comercial: *Viagra*) puede hacer que esta baje demasiado, por lo que solo se aconseja su uso con supervisión médica.

-¿Qué es la melatonina?

Es una hormona que se encuentra de forma natural en el organismo y ayuda a ajustar el reloj interno. En general se la utiliza para tratar problemas de sueño, como el insomnio, y mejorar el descanso. La ingesta de su fórmula de liberación controlada antes de ir a dormir también parece bajar la presión arterial en los pacientes con hipertensión.

La dosis recomendada para estos casos es de 2 a 3 mg durante 4 semanas. Su uso en general es seguro, aunque puede causar dolor de cabeza, somnolencia, mareos y depresión por un tiempo corto.

-¿El uso de drogas, suplementos y determinados medicamentos pueden ser la causa de la hipertensión?

Sí. El uso de drogas ilegales como la cocaína o el éxtasis, los esteroides anabólicos, ciertos suplementos y fármacos como los glucocorticoides pueden influir sobre la presión arterial.

-¿Qué otros aspectos son importantes para acompañar esta alimentación y suplementación?

Además de cuidar la alimentación, para un mejor control de la presión arterial también se recomienda la práctica regular de ejercicio, mantener un peso corporal adecuado, beber abundante agua, no fumar y controlar el estrés.

Por otro lado, si la persona toma medicamentos para tratar la hipertensión, debe seguir tomándolos en cuanto lleva la dieta DASH o consume suplementos para esta enfermedad.

☐

Parte 2. Jugos naturales para bajar la presión alta

La hipertensión es una enfermedad que no presenta signos y en general se detecta a través de las mediciones de rutina. Solo en los casos más avanzados puede causar dolor de cabeza, náuseas, vómitos, sangrado nasal, sudoración, visión borrosa y confusión.

La mala alimentación, el consumo de bebidas alcohólicas y de drogas, la obesidad, el tabaquismo, la falta de ejercicio físico y otras enfermedades influyen en su aparición. Si esta dolencia no se trata, puede generar el endurecimiento y engrosamiento de las arterias y provocar un ataque cardíaco o un accidente cerebrovascular. También aneurisma, trastornos metabólicos, insuficiencia cardíaca o vasos sanguíneos debilitados o rotos en los riñones y en los ojos. Existen medicamentos y una dieta específica para controlarla hipertensión. Además, el consumo de jugos naturales podría ayudar en esta tarea.

Para conocer más sobre este tema entrevistamos al Dr. Mario Vega Carbó, especialista en endocrinología, nutrición y medicina familiar, quién en la actualidad se desempeña como endocrinólogo en el Centro Médico Santa Fe y en el Consultorio Vega & Vado.

-Doctor, ¿quiénes son más propensos a padecer hipertensión?

Las personas de edad avanzada, los obesos, los que sufren de estrés, los que beben alcohol en exceso, los fumadores y los que tienen antecedentes familiares con esta dolencia son más propensos a sufrir de presión arterial alta. Si bien es más común en mayores de 40 años, los jóvenes también pueden padecerla.

-¿Cómo la jugoterapia puede ayudar en estos casos?

La jugoterapia es un tipo de tratamiento que busca prevenir y curar determinadas enfermedades mediante el consumo de jugos elaborados con frutas y verduras, que son reconocidas por su alta calidad nutricional. En este caso puntual las mismas podrían aportar nutrientes que contribuyan a bajar la presión, como potasio, calcio, magnesio y fibra.

-¿Qué clase de jugos se recomiendan para la hipertensión?

Entre los más utilizados para estos fines se encuentran el jugo de piña, fresa y espinaca, el jugo de banana y naranja, el jugo verde con zanahoria, el agua de sandía, el jugo de pera, naranja y kiwi, el jugo de remolacha, ajo y zanahoria, y el licuado de manzana, avena y canela.

-¿Cómo se prepara el jugo de piña, fresa y espinaca?

Esta bebida lleva 5 fresas, 1 rebanada de piña, 1 rama de apio, 1 taza de espinacas y 200 ml de agua. Para prepararla solo basta colocar todos los ingredientes en la licuadora y mezclar bien hasta que quede todo pulverizado.

La piña ayuda como diurético natural, mientras que las fresas son un buen antioxidante. Por su parte el apio y la espinaca cuentan con vitaminas y minerales que colaboran con el control de la presión arterial.

-¿Y el jugo de banana y naranja?

Este se prepara con 3 naranjas, 1 banana y 4 hielos para que quede bien frío. Primero se corta la banana y luego se exprimen las naranjas, se le quitan las semillas y se coloca todo en la licuadora para su mezcla.

La banana es rica en potasio, que reduce los efectos del sodio, mientras que la naranja es famosa por su contenido de vitamina C además de otros minerales.

-¿Cómo es el jugo verde con zanahoria?

Esta bebida se hace con 1 zanahoria, 1 rama de apio, media taza de espinaca y 1 vaso de agua. La preparación también es muy sencilla. Solo basta lavar bien las verduras y colocar todo en la licuadora.

La zanahoria cuenta con vitamina A, betacaroteno, potasio, fósforo, magnesio, yodo, calcio, vitamina B3 y folatos, por lo que es muy recomendada.

-¿Y el agua de sandía?

Esta lleva 1 kilo de sandía sin semillas ni cáscara y cortada en cubos, media taza de jugo de arándanos rojos y media de jugo de lima. Todos los ingredientes se colocan en la licuadora y listo.

La sandía contiene los aminoácidos L-citrulina y L-arginina que ensanchan los vasos sanguíneos y favorecen la reducción de la presión arterial.

-¿Cómo se elabora el jugo de pera, naranja y kiwi?

Esta bebida necesita 1 pera, 1 kiwi, 1 naranja y medio vaso de agua. Primero se corta el kiwi y la pera en trozos, quitando el rabo y las semillas. A continuación se exprime el jugo de naranja y se coloca todo en la licuadora.

La pera es una excelente fuente de fibra dietética, potasio, magnesio, fructosa, sorbitol y vitamina C.

-¿Y el de remolacha, ajo y zanahoria?

Para este jugo hacen falta media taza de remolacha picada, 1 diente de ajo, 2 zanahorias y un vaso de agua. Para prepararlo solo basta lavar, trozar y licuar las verduras junto con el agua. El ajo y la remolacha actúan como vasodilatadores, lo que ayuda a ensanchar los vasos sanguíneos y favorece la reducción de la presión arterial.

-¿Y el licuado de manzana, avena y canela?

Este requiere 2 manzanas verdes, 1 taza de leche vegetal de avena y 1 cucharada de canela en polvo. Para prepararlo hay que lavar y cortar las manzanas en cubitos y luego mezclar todos los ingredientes en una licuadora. Lo ideal es beberlo por las mañanas en ayunas.

La manzana aporta vitamina C, calcio, hierro, magnesio, nitrógeno, fósforo, potasio y zinc, mientras que la canela es antioxidante y antiinflamatoria.

-¿Son realmente efectivos estos jugos para tratar la hipertensión?

La evidencia científica no es determinante y aún queda mucho por investigar sobre este tema. Sin embargo hay indicios que indican que su consumo podría ser útil dentro de un tratamiento completo para combatir esta dolencia.

-¿Si bebo estos jugos naturales con regularidad no preciso tomar medicamentos ni hacer dieta?

No, los jugos naturales pueden ayudar como un elemento más dentro del tratamiento, pero los hábitos de vida saludables como una dieta baja en sodio, la práctica de ejercicio físico y no consumir alcohol ni fumar también son muy importantes para controlar la enfermedad.

Además, los pacientes con hipertensión solo deben dejar de tomar la medicación tras la consulta y con el aval de sus médicos. En la mayoría de los casos esta es una dolencia crónica y si se dejan de tomar los remedios es muy posible que la presión vuelva a elevarse.

-Por último, ¿qué otro consejo le daría a una persona que practica la jugoterapia?

Les recordaría que estas bebidas no suplantan a una alimentación balanceada, ya que no cuentan con la cantidad de grasas, proteínas y micronutrientes esenciales que necesita el organismo. Sirven como un complemento pero no como único alimento, ya que de lo contrario pueden generar un déficit de calorías grave

Parte 3. Remedios naturales para bajar la presión arterial

La hipertensión puede ser primaria o secundaria. La primera es la más común y corresponde a cerca del 90 % de los casos. Está relacionada a cuestiones hereditarias, la mala alimentación, la falta de ejercicio físico, la obesidad y el consumo de sal.

La segunda, en cambio, es provocada por otras enfermedades, como las que afectan a los riñones, las arterias, el corazón y el sistema endocrino. Entre ellas se encuentran la diabetes, el síndrome de Cushing, los tumores en las glándulas suprarrenales, los problemas de tiroides, los quistes en los riñones y la apnea del sueño. Esta dolencia también puede aparecer durante el embarazo o como consecuencia del consumo de diversos medicamentos, suplementos y drogas ilegales. Junto con la terapia tradicional, el uso de remedios naturales y plantas medicinales puede ayudar a tratarla.

Para conocer más sobre este tema consultamos al Dr. Mario Vega Carbó, especialista en endocrinología, nutrición y medicina familiar, quién en la actualidad se desempeña en el Centro Médico Santa Fe y en el Consultorio Vega & Vado.

-Doctor, ¿cuál es el tratamiento habitual para la hipertensión?

Para esta enfermedad hay medicamentos específicos como los diuréticos tiazídicos, los betabloqueantes y los inhibidores de la enzima convertidora de la angiotensina (IECA).

Además como parte de la terapia es importante que el paciente lleve un estilo de vida saludable. Esto incluye una dieta rica en frutas, vegetales, cereales integrales y lácteos, y evitar la sal, las grasas saturadas y las grasas totales. También hacer ejercicio de forma regular, beber mucho líquido, evitar el alcohol y dejar de fumar en caso de hacerlo.

-¿La presión arterial alta es provocada por los nervios?

No, la hipertensión es una enfermedad y no un producto de los nervios. El estrés puede elevarla en momentos determinados pero no es la causa de este problema. Lo malo de este pensamiento es que el paciente puede creer que cuando está tranquilo no tiene presión alta y esto puede derivar en una crisis. Por otro lado, muchas personas nerviosas no son hipertensas.

De todos modos, para controlar el estrés es recomendable que estos pacientes practiquen técnicas de relajación, como el yoga o la meditación.

-¿El uso de antinflamatorios puede afectar el control de la hipertensión?

Sí. Estos fármacos pueden antagonizar los efectos de los medicamentos antihipertensivos y descontrolar las cifras de la presión arterial. Por ello a estos pacientes se les aconseja no tomar antiinflamatorios sin consultarlo con sus médicos.

-¿Qué hierbas o plantas naturales se recomiendan para la hipertensión?

Entre las más utilizadas para tratar esta dolencia se encuentran las algas verde-azules, el ajo, la berberina, el espino blanco, el hibisco, el olivo y el psilio rubio.

-¿Qué son las algas verde-azules?

Son una serie de bacterias que crecen en aguas saladas y grandes lagos de agua dulce y generan pigmentos de color verde azulado. Tienen un alto contenido en proteínas, hierro y otros minerales, y se ha comprobado que su ingesta reduce la presión arterial en algunas personas que sufren de hipertensión.

Se la utiliza en dosis de 10 g al día y sus efectos secundarios son muy leves. Estos pueden incluir vómitos, náuseas, malestar abdominal, diarrea, cefaleas, fatiga y mareos. Su empleo puede disminuir los niveles de azúcar en la sangre por lo que se recomienda su uso con precaución en pacientes que toman medicamentos para la diabetes.

-¿Cómo colabora el ajo en estos casos?

El ajo actúa como vasodilatador, lo que ayuda a ensanchar los vasos sanguíneos y favorece la reducción de la presión arterial. La mejor manera de consumirlo es crudo, aunque también se puede incluir en salsas, ensaladas, pasteles y carnes. Además se vende en cápsulas para las personas sensibles a su sabor y olor fuerte. Sin embargo, su uso está contraindicado en casos de hipertiroidismo y de hemorragias activas.

-¿*Qué es la berberina?*

La berberina es una sustancia que se encuentra en varias plantas como el bérbero europeo, el filodendro, la uva de Oregón, la vara de oro, la celidonia mayor y el árbol de cúrcuma.

Se ha comprobado que la ingesta de 0,9 g por día junto con amlodipina, un remedio para la hipertensión, mejora los resultados de este medicamento. Como efectos secundarios su uso puede causar somnolencia, gases, diarrea, estreñimiento, vómito y náuseas.

-¿*Cómo se utiliza el hibisco?*

El hibisco es una planta cuyas flores se emplean para hacer remedios naturales. Los estudios muestran que el consumo de su té durante entre 2 y 3 semanas ayuda a bajar la hipertensión gracias a sus sustancias químicas. Como ventaja los efectos secundarios tras su consumo son poco frecuentes.

-¿*Y el psilio rubio?*

El pisilio rubio es una hierba de la que utilizan la semilla y la cáscara para hacer remedios. Se ha detectado que su consumo solo o junto con proteína de soja ayuda a disminuir la presión arterial en personas adultas.

En general se ingieren dosis de 5 g 2 veces al día, junto con mucha agua para evitar efectos secundarios como hinchazón, gases, dolor estomacal, diarrea y reacciones alérgicas

-¿*Cómo ayuda el olivo a estos pacientes?*

Agregar grandes cantidades de aceite de oliva virgen extra en la dieta colabora en el tratamiento de la hipertensión. Lo mismo el consumo de extracto de hoja de oliva, de que se recomiendan dosis de entre 500 y 1.500 mg al día, repartidos en 2 o 3 tomas.

-¿Y el espino blanco?

Este es uno de los remedios más utilizados para bajar la presión arterial de manera natural. Sus hojas, flores y frutos contienen taninos, polifenoles, flavonoides, vitaminas y derivados de purinas, que protegen y relajan las paredes de las arterias.

Se puede cocer en agua o consumir como extracto en dosis de 300 a 500 mg, repartidos en 3 tomas al día. No suele producir efectos secundarios, aunque en grandes cantidades puede causar vómitos, sudoración y depresión respiratoria y cardíaca.

-¿Son realmente efectivos estos productos naturales?

Sí, hay indicios de que los compuestos naturales mencionados pueden ayudar dentro de un tratamiento global contra esta dolencia. No obstante, es importante siempre consultar a un médico especialista antes de comenzar a tomar cualquier producto.

-¿Dónde se consiguen estos remedios?

Estas hierbas y plantas se venden en supermercados, tiendas de alimentos naturales y dietéticas, y de forma online a través de internet.

-¿Si consumo estas plantas naturales no preciso tomar medicación para la hipertensión?

No, los remedios naturales pueden ayudar como un elemento más dentro del tratamiento, pero los pacientes solo deben dejar de tomar la medicación tras la consulta y con el aval de sus médicos.

-¿Algunos suplementos herbarios pueden causar hipertensión?

Sí, hay determinados suplementos que pueden elevar la presión arterial o causar interacciones con los medicamentos para tratarla. Entre ellos se incluyen el ginseng, la guaraná, el árnica, la efedra y el regaliz.

-¿Hay algún peligro real en tomar remedios naturales?

Este tipo de productos no están regulados como los medicamentos tradicionales y no precisan someterse a pruebas estrictas para colocarse a la venta. Por ello es importante ser muy cuidadosos a la hora de utilizarlos, ya que el hecho de que sean naturales o que se hayan empleado durante años de forma popular no quiere decir que sean seguros.

-¿Quiénes no deberían tomar estos remedios naturales?

Su uso no se recomienda en ancianos, niños, embarazadas, lactantes y en pacientes que van a pasar por una cirugía. Además, en caso de tomar algún tipo de medicación, hay que consultar al médico ya que muchos de estos remedios naturales pueden causar interacciones con otros fármacos.

-¿Una vez que la presión arterial se normaliza puedo abandonar el tratamiento?

En la mayoría de los casos la hipertensión es una enfermedad crónica. Si el paciente deja de tomar la medicación es muy posible que la presión vuelva a elevarse. La dosis solo debe interrumpirse o reducirse cuando el médico así lo indique.

-Por último, ¿qué otros consejos le daría a una persona que va a comenzar a utilizar hierbas naturales?

Para evitar efectos secundarios es importante que comiencen su utilización en dosis pequeñas e ir subiendo la cantidad en forma gradual hasta que el organismo se acostumbre. Por otro lado, frente a cualquier síntoma, deben dejar de tomarlas y consultar a un médico especialista.

EPÍLOGO

La presión arterial aumenta conforme envejecemos, lamentablemente el paso del tiempo deja huellas en su recorrido y nuestro sistema cardiovascular puede ser uno de los principales afectados, especialmente, si no hemos sido muy cuidadosos con nuestros hábitos. Se trata de una enfermedad controlable hoy en día y que puedes ser contrarrestada si implementamos sencillos cambios en nuestro estilo de vida para hacerlo más saludable, tal y como vimos en las páginas de este ebook.

Podemos resumir las claves para controlar la hipertensión de la siguiente manera:

Mantener un peso saludable: El sobrepeso aumenta las probabilidades de hipertensión, diabetes, síndrome metabólico y cardiopatías. Además, nos hace más sedentarios y propensos a quedarnos en casa.

Lleva una dieta saludable: La ingesta de sal y alimentos ricos en grasas, favorecen la retención de líquidos y como consecuencia el volumen de la sangre aumenta la hipertensión. Así pues, evita comer lácteos enteros, alimentos procesados, bollería industrial, embutidos y comidas en conserva. En su lugar da preferencia a las frutas, verduras, granos integrales y lácteos bajos en grasa.

Reducir la ingesta de alcohol: Las bebidas alcohólicas afectan la salud del corazón, del cerebro e hígado, por lo que no se aconseja ingerirlas con regularidad.

Abandonar el hábito de fumar: Si beber alcohol puede ser un peligro para la salud, el hábito de fumar es tres veces peor y más innecesario. Cada vez que fumas un cigarrillo permites el ingreso a tu cuerpo de más de 2.000 sustancias que tu cuerpo no requiere y la gran mayoría de ellas son tóxicas.

Realizar ejercicio a diario: La actividad física puede reducir la presión arterial de manera importante por lo que intenta mantenerte activo diariamente. Como vimos en páginas anteriores no es necesario que dediques horas enteras al gimnasio, basta con que seas constante y varíes los ejercicios que realices.

Descansar bien: El descanso es fundamental para un cuerpo saludable porque mientras dormimos se llevan a cabo diversas funciones reguladoras. Si nos saltamos las horas reglamentarias de sueño al cabo de un tiempo notaremos cómo esto nos afecta.

Aprender a manejar las emociones: Las emociones no pueden desarrollar hipertensión pero sí pueden ser un detonante riesgoso si ya tienes la enfermedad, por lo tanto aprende a controlar tus reacciones de manera más sana.

Si con estos cambios no experimentas mejoría, consulta con tu médico la posibilidad de un cambio de tratamiento, es posible que tengas que probar con varios fármacos hasta encontrar el apropiado para ti. Cualquier producto que pruebes debe estar aprobado y supervisado por un profesional de la salud, esta misma persona puede resolver todas tus dudas e inquietudes acerca de tu condición.

REFERENCIAS BIBLIOGRÁFICAS

Referencias de la Sección 1

(1) Servicio de Nefrología. Institut d'Investigacions Biomediques August Pi i Sunyer. Hospital Clinic. Barcelona (1999) Genetics of arterial hypertension. Vol. 46. Núm. 9. páginas 288 (Noviembre 1999)

(2) STAMLER J, ROSE G, ELLIOTT P, DYER A, MARMOT M, KESTELOOT H, et al. Findings of the international cooperative intersalt study.Hypertension.1991; 17: 19-15.

(3) YAMORI Y, NARA Y, MIZUSHIMA S, MANO M, SAWAMURA M, KIHARA M, et al. International cooperative study on the relationship between dietary factors and blood pressure: A report from the cardiovascular diseases and alimentary comparison (CARDIAC) study. J Cardiovasc Pharmacol. 1990; 16 Suppl 8: S43-47.

(4) POULTER NR, KHAW KT, MUGAMBI M, PEART WS, SEVER PS. Migration-induced changes in blood pressure: A controlled longitudinal study. Clin Exp Pharmacol Physiol. 1985; 12: 211-216

(5)Tasnim S, Tang C, Musini VM, Wright JM. Effect of alcohol on blood pressure. Cochrane Database of Systematic Reviews 2020, Issue 7. Art. No.: CD012787. DOI: 10.1002/14651858.CD012787.pub2.

(6) Passos, C., Carvalho, L., Pontes, Jr., R., Campos, R., Ikuta, O., Boim, M. Blood pressure reducing effects of Phalariscanariensis in normotensive and spontaneously hypertensive rats. Can. J. Physiol. Pharmacol. 2012, 90, 201–208.

(7) Sarah A.Johnson PhD, RD, CSO Arturo Figueroa MD, PhD, FACSM NeginNavaei Alexei Wong PhD Roy Kalfon MS Lauren T. Ormsbee MS Rafaela G. Feresin MS Marcus L. Elam MS Shirin Hooshmand PhD MarkE. Payton PhD Bahram H. Arjmandi PhD, RD (2014) Daily Blueberry Consumption Improves Blood Pressure and Arterial Stiffness in Postmenopausal Women with Pre- and Stage 1-Hypertension: A Randomized, Double-Blind, Placebo-Controlled Clinical Trial. Journal of the Academy of Nutrition and Dietetics. Volume 115, Issue 3, March 2015, Pages 369-377

(8) Dohadwala MM, Hamburg NM, Holbrook M, Kim BH, Duess MA, Levit A, Titas M, Chung WB, Vincent FB, Caiano TL, Frame AA, Keaney JF Jr, Vita JA. Effects of Concord grape juice on ambulatory blood pressure in prehypertension and stage 1 hypertension. Am J ClinNutr. 2010 Nov;92(5):1052-9. doi: 10.3945/ajcn.2010.29905. Epub 2010 Sep 15.

(9) Mustali M Dohadwala, Naomi M Hamburg, Monika Holbrook, Brian H Kim, Mai-Ann Duess, Aaron Levit, Megan Titas, William B Chung, Felix B Vincent, Tara L Caiano, Alissa A Frame, John F Keaney, Jr, and Joseph A Vita (2010) Effects of Concord grape juice on ambulatory blood pressure in prehypertension and stage 1 hypertension.

Am J Clin Nutr. 2010 Nov; 92(5): 1052–1059. Published online 2010 Sep 15. doi: 10.3945/ajcn.2010.29905

(10) Karin Ried, Oliver R Frank, Nigel P Stocks (2010) Aged garlic extract lowers blood pressure in patients with treated but uncontrolled hypertension: a randomised controlled trial. Maturitas. 2010 Oct;67(2):144-50. doi: 10.1016/j.maturitas.2010.06.001. Epub 2010 Jul 1.

(11) Ann F Walker, Georgios Marakis, Andrew P Morris, Paul A Robinson (2002)Promising hypotensive effect of hawthorn extract: a randomized double-blind pilot study of mild, essential hypertension. Phytother Res. 2002 Feb;16(1):48-54. doi: 10.1002/ptr.947.

(12) Ágnes A Fekete, Carlotta Giromini, Yianna Chatzidiakou, D Ian Givens, and Julie A Lovegrove (2016) Whey protein lowers blood pressure and improves endothelial function and lipid biomarkers in adults with prehypertension and mild hypertension: results from the chronic Whey2Go randomized controlled trial. Am J ClinNutr. 2016 Dec; 104(6): 1534–1544. Published online 2016 Oct 26. doi: 10.3945/ajcn.116.137919

(13) MathijsDrummen, Lea Tischmann, BlandineGatta-Cherifi, Tanja Adam, and Margriet Westerterp- Plantenga (2018) Dietary Protein and Energy Balance in Relation to Obesity and Co-morbidities. Published online 2018 Aug 6. doi: 10.3389/fendo.2018.00443

(14) Soledad Guardiola, Núria Mach (2013) Potencial terapéutico del Hibiscus sabdariffa: una revisión de las evidencias científicas. DOI: 10.1016/j.endonu.2013.10.012

(15) Lee S. et al. Effects of oral magnesium supplementation on insulin sensitivity and blood pressure in normo-magnesemic non-diabetic overweight Korean adults. Nutrition, Metabolism and Cardiovascular Diseases, 2009.

(16) Daniel T Dibaba, Pengcheng Xun, Yiqing Song, Andrea Rosanoff, Michael Shechter, Ka He(2017) The effect of magnesium supplementation on blood pressure in individuals with insulin resistance, prediabetes, or non-communicable chronic diseases: a meta-analysis of randomized controlled trials. Am J ClinNutr. 2017 Sep;106(3):921-929. doi: 10.3945/ajcn.117.155291. Epub 2017 Jul 19.

(17) Narrow hips and broad waist circumferences independently contribute to increased risk of NIDDM. J Intern Med. 1997; 242:401-6.

Referencias de la Sección 2

1. Tabassum, N., & Ahmad, F. (2011). Role of natural herbs in the treatment of hypertension. Pharmacognosy reviews, 5(9), 30–40. https://doi.org/10.4103/0973-7847.79097
2. Ashraf, R., Khan, R. A., Ashraf, I., & Qureshi, A. A. (2013). Effects of Allium sativum (garlic) on systolic and diastolic blood pressure in patients with essential hypertension. Pakistan journal of pharmaceutical sciences, 26(5), 859–863.
3. Jovanovski, E., Bosco, L., Khan, K., Au-Yeung, F., Ho, H., Zurbau, A., Jenkins, A. L., &Vuksan, V. (2015).

Effect of Spinach, a High Dietary Nitrate Source, on Arterial Stiffness and Related Hemodynamic Measures: A Randomized, Controlled Trial in Healthy Adults. Clinical nutrition research, 4(3), 160–167. https://doi.org/10.7762/cnr.2015.4.3.160
4. De Oliveira e Silva, E. R., Seidman, C. E., Tian, J. J., Hudgins, L. C., Sacks, F. M., &Breslow, J. L. (1996). Effects of shrimp consumption on plasma lipoproteins. The American journal of clinical nutrition, 64(5), 712–717. https://doi.org/10.1093/ajcn/64.5.712
5. Matheson, E. M., Mainous, A. G., 3rd, Hill, E. G., & Carnemolla, M. A. (2009). Shellfish consumption and risk of coronary heart disease. Journal of the American Dietetic Association, 109(8), 1422–1426. https://doi.org/10.1016/j.jada.2009.05.007
6. Seth, A., Mossavar-Rahmani, Y., Kamensky, V., Silver, B., Lakshminarayan, K., Prentice, R., Van Horn, L., & Wassertheil-Smoller, S. (2014). Potassium intake and risk of stroke in women with hypertension and nonhypertension in the Women's Health Initiative. Stroke, 45(10), 2874–2880. https://doi.org/10.1161/STROKEAHA.114.006046
7. D'Elia, L., Barba, G., Cappuccio, F. P., &Strazzullo, P. (2011). Potassium intake, stroke, and cardiovascular disease a meta-analysis of prospective studies. Journal of the American College of Cardiology, 57(10), 1210–1219. https://doi.org/10.1016/j.jacc.2010.09.070
8. Arturo Figueroa, Marcos A. Sanchez-Gonzalez, Alexei Wong, Bahram H. Arjmandi, La suplementación con extracto de sandía reduce la presión arterial del tobillo y el índice de aumento carotídeo en adultos obesos con prehipertensión o hipertensión, American Journal of Hypertension , Volumen 25, Número 6, junio de 2012 , Páginas 640–643, https://doi.org/10.1038/ajh.2012.20
9. Gebauer, S. K., West, S. G., Kay, C. D., Alaupovic, P., Bagshaw, D., & Kris-Etherton, P. M. (2008). Effects of

pistachios on cardiovascular disease risk factors and potential mechanisms of action: a dose-response study. The American journal of clinical nutrition, 88(3), 651–659. https://doi.org/10.1093/ajcn/88.3.651

10. Mohammadifard, N., Salehi-Abargouei, A., Salas-Salvadó, J., Guasch-Ferré, M., Humphries, K., & Sarrafzadegan, N. (2015). The effect of tree nut, peanut, and soy nut consumption on blood pressure: a systematic review and meta-analysis of randomized controlled clinical trials. The American journal of clinical nutrition, 101(5), 966–982. https://doi.org/10.3945/ajcn.114.091595

11. Kato, Y., Domoto, T., Hiramitsu, M., Katagiri, T., Sato, K., Miyake, Y., Aoi, S., Ishihara, K., Ikeda, H., Umei, N., Takigawa, A., & Harada, T. (2014). Effect on blood pressure of daily lemon ingestion and walking. Journal of nutrition and metabolism, 2014, 912684. https://doi.org/10.1155/2014/912684

12. Feyh, A., Bracero, L., Lakhani, H. V., Santhanam, P., Shapiro, J. I., Khitan, Z., & Sodhi, K. (2016). Role of Dietary Components in Modulating Hypertension. Journal of clinical & experimental cardiology, 7(4), 433. https://doi.org/10.4172/2155-9880.1000433

13. Feyh, A., Bracero, L., Lakhani, H. V., Santhanam, P., Shapiro, J. I., Khitan, Z., & Sodhi, K. (2016). Role of Dietary Components in Modulating Hypertension. Journal of clinical & experimental cardiology, 7(4), 433. https://doi.org/10.4172/2155-9880.1000433

14. Filipovic, M. G., Aeschbacher, S., Reiner, M. F., Stivala, S., Gobbato, S., Bonetti, N., Risch, M., Risch, L., Camici, G. G., Luescher, T. F., von Schacky, C., Conen, D., & Beer, J. H. (2018). Whole blood omega-3 fatty acid concentrations are inversely associated with blood pressure in young, healthy adults. Journal of hypertension, 36(7), 1548–1554. https://doi.org/10.1097/HJH.0000000000001728

15. Svendsen, M., Tonstad, S., Heggen, E., Pedersen, T. R., Seljeflot, I., Bøhn, S. K., Bastani, N. E., Blomhoff, R., Holme, I. M., & Klemsdal, T. O. (2015). The effect of kiwifruit consumption on blood pressure in subjects with moderately elevated blood pressure: a randomized, controlled study. Blood pressure, 24(1), 48–54. https://doi.org/10.3109/08037051.2014.976979
16. Kamkaew, N., Scholfield, C. N., Ingkaninan, K., Maneesai, P., Parkington, H. C., Tare, M., & Chootip, K. (2011). Bacopa monnieri and its constituents is hypotensive in anaesthetized rats and vasodilator in various artery types. Journal of ethnopharmacology, 137(1), 790–795. https://doi.org/10.1016/j.jep.2011.06.045
17. Calabrese, C., Gregory, W. L., Leo, M., Kraemer, D., Bone, K., &Oken, B. (2008). Effects of a standardized Bacopa monnieri extract on cognitive performance, anxiety, and depression in the elderly: a randomized, double-blind, placebo-controlled trial. Journal of alternative and complementary medicine (New York, N.Y.), 14(6), 707–713. https://doi.org/10.1089/acm.2008.0018
18. Houston M. C. (2005). Nutraceuticals, vitamins, antioxidants, and minerals in the prevention and treatment of hypertension. Progress in cardiovascular diseases, 47(6), 396–449. https://doi.org/10.1016/j.pcad.2005.01.004
19. Verma, T., Sinha, M., Bansal, N. et al. Plants Used as Antihypertensive. Nat. Prod. Bioprospect. 11, 155–184 (2021). https://doi.org/10.1007/s13659-020-00281-x
20. Moghadam, M. H., Imenshahidi, M., & Mohajeri, S. A. (2013). Antihypertensive effect of celery seed on rat blood pressure in chronic administration. Journal of medicinal food, 16(6), 558–563. https://doi.org/10.1089/jmf.2012.2664

21. Modaghegh, M. H., Shahabian, M., Esmaeili, H. A., Rajbai, O., &Hosseinzadeh, H. (2008). Safety evaluation of saffron (Crocus sativus) tablets in healthy volunteers. Phytomedicine : international journal of phytotherapy and phytopharmacology, 15(12), 1032–1037. https://doi.org/10.1016/j.phymed.2008.06.003
22. Maleki-Saghooni, N., Mirzaeii, K., Hosseinzadeh, H., Sadeghi, R., & Irani, M. (2018). A systematic review and meta-analysis of clinical trials on saffron (Crocus sativus) effectiveness and safety on erectile dysfunction and semen parameters. Avicenna journal of phytomedicine, 8(3), 198–209.
23. Liu, H., Shang, J., Chu, F., Li, A., Wu, B., Xie, X., Liu, W., Yang, H., & Tong, T. (2013). Protective Effects of Shen-Yuan-Dan, a Traditional Chinese Medicine, against Myocardial Ischemia/Reperfusion Injury In Vivo and In Vitro. Evidence-based complementary and alternative medicine :eCAM, 2013, 956397. https://doi.org/10.1155/2013/956397
24. Peixoto-Neves, D., Leal-Cardoso, J. H., &Jaggar, J. H. (2014). Eugenol dilates rat cerebral arteries by inhibiting smooth muscle cell voltage-dependent calcium channels. Journal of cardiovascular pharmacology, 64(5), 401–406. https://doi.org/10.1097/FJC.0000000000000131
25. Kawatra, P., & Rajagopalan, R. (2015). Cinnamon: Mystic powers of a minute ingredient. Pharmacognosy research, 7(Suppl 1), S1–S6. https://doi.org/10.4103/0974-8490.157990
26. Akilen, R., Pimlott, Z., Tsiami, A., & Robinson, N. (2013). Effect of short-term administration of cinnamon on blood pressure in patients with prediabetes and type 2 diabetes. Nutrition (Burbank, Los Angeles County, Calif.), 29(10), 1192–1196. https://doi.org/10.1016/j.nut.2013.03.007

27. Gröber, U., Schmidt, J., &Kisters, K. (2015). Magnesium in Prevention and Therapy. Nutrients, 7(9), 8199–8226. https://doi.org/10.3390/nu7095388
28. Romani A. (2018). Beneficial Role of Mg2+ in Prevention and Treatment of Hypertension. International journal of hypertension, 2018, 9013721. https://doi.org/10.1155/2018/9013721
29. Han, H., Fang, X., Wei, X., Liu, Y., Jin, Z., Chen, Q., Fan, Z., Aaseth, J., Hiyoshi, A., He, J., & Cao, Y. (2017). Dose-response relationship between dietary magnesium intake, serum magnesium concentration and risk of hypertension: a systematic review and meta-analysis of prospective cohort studies. Nutrition journal, 16(1), 26. https://doi.org/10.1186/s12937-017-0247-4
30. Turner, J. M., & Spatz, E. S. (2016). Nutritional Supplements for the Treatment of Hypertension: A Practical Guide for Clinicians. Current cardiology reports, 18(12), 126. https://doi.org/10.1007/s11886-016-0806-x
31. Barragán-Rodríguez, L., Rodríguez-Morán, M., & Guerrero-Romero, F. (2008). Efficacy and safety of oral magnesium supplementation in the treatment of depression in the elderly with type 2 diabetes: a randomized, equivalent trial. Magnesium research, 21(4), 218–223.
32. Tabrizi, R., Akbari, M., Sharifi, N., Lankarani, K. B., Moosazadeh, M., Kolahdooz, F., Taghizadeh, M., & Asemi, Z. (2018). The Effects of Coenzyme Q10 Supplementation on Blood Pressures Among Patients with Metabolic Diseases: A Systematic Review and Meta-analysis of Randomized Controlled Trials. High blood pressure & cardiovascular prevention : the official journal of the Italian Society of Hypertension, 25(1), 41–50. https://doi.org/10.1007/s40292-018-0247-2

33. Rodrigues, S. L., Baldo, M. P., Machado, R. C., Forechi, L., Molina, M., & Mill, J. G. (2014). High potassium intake blunts the effect of elevated sodium intake on blood pressure levels. Journal of the American Society of Hypertension: JASH, 8(4), 232–238. https://doi.org/10.1016/j.jash.2014.01.001
34. Alagacone, S., Verga, E., Verdolini, R., &Saifullah, S. M. (2020). The association between vitamin D deficiency and the risk of resistant hypertension. Clinical and experimental hypertension (New York, N.Y.: 1993), 42(2), 177–180. https://doi.org/10.1080/10641963.2019.1601204
35. Kunutsor, S. K., Apekey, T. A., & Steur, M. (2013). Vitamin D and risk of future hypertension: meta-analysis of 283,537 participants. European journal of epidemiology, 28(3), 205–221. https://doi.org/10.1007/s10654-013-9790-2
36. McRae M. P. (2016). Therapeutic Benefits of l-Arginine: An Umbrella Review of Meta-analyses. Journal of chiropractic medicine, 15(3), 184–189. https://doi.org/10.1016/j.jcm.2016.06.002
37. Moraes, M. R., Bacurau, R. F., Simões, H. G., Campbell, C. S., Pudo, M. A., Wasinski, F., Pesquero, J. B., Würtele, M., & Araujo, R. C. (2012). Effect of 12 weeks of resistance exercise on post-exercise hypotension in stage 1 hypertensive individuals. Journal of human hypertension, 26(9), 533–539. https://doi.org/10.1038/jhh.2011.67
38. Rêgo, M. L., Cabral, D. A., Costa, E. C., & Fontes, E. B. (2019). Physical Exercise for Individuals with Hypertension: It Is Time to Emphasize its Benefits on the Brain and Cognition. Clinical Medicine Insights. Cardiology, 13, 1179546819839411. https://doi.org/10.1177/1179546819839411
39. Whelton PK, Carey RM, Aronow WS, et al. 2017 ACC/AHA/AAPA/ABC/ACPM/AGS/APHA/ASH/AS

PC/NMA/PCNA guideline for the prevention, detection, evaluation, and management of high blood pressure in adults: executive summary: a report of the American College of Cardiology/American Heart Association Task Force on Clinical Practice Guidelines. Hypertension. 2018;71:e136–e139.

40. Carpio-Rivera, E., Moncada-Jiménez, J., Salazar-Rojas, W., & Solera-Herrera, A. (2016). Acute Effects of Exercise on Blood Pressure: A Meta-Analytic Investigation. Arquivos brasileiros de cardiologia, 106(5), 422–433. https://doi.org/10.5935/abc.20160064

Copyright © 2022 Mario Vega Carbó

Todos los derechos reservados

Sobre el autor

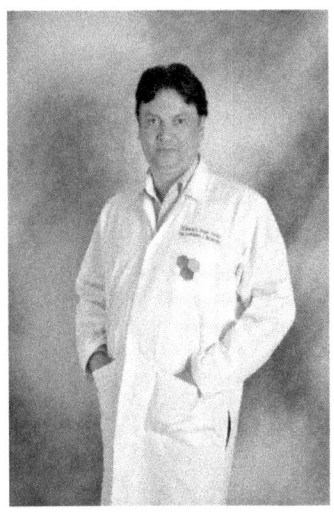

Dr. Mario Vega Carbó

Médico- Endocrinólogo

- ✓ Médico cubano graduado en 1994.
- ✓ Especialista en Endocrinología y Medicina Familiar.
- ✓ Máster en Longevidad y Ultrasonografía.
- ✓ Profesor de Fisiopatología Médica.
- ✓ Amante de hacer el bien, la familia y la naturaleza.

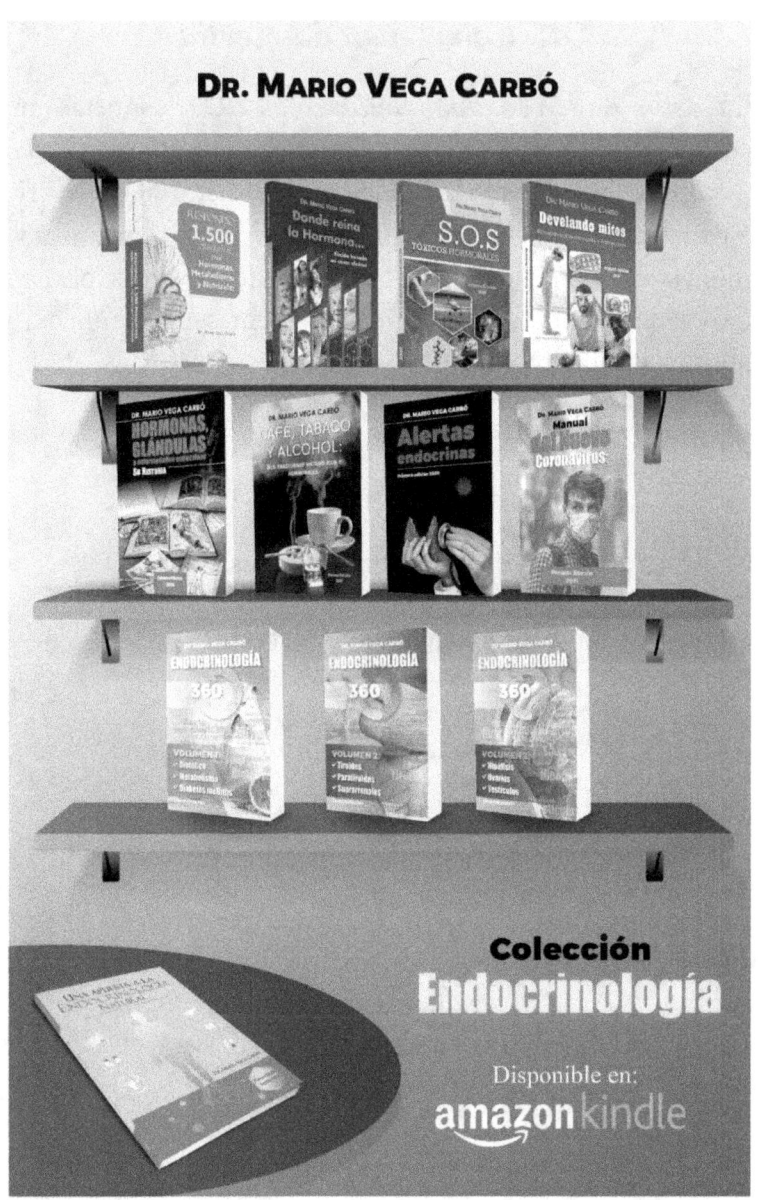

MEDICINA SALUDABLE 2022:

III. Hipertensión Arterial

La serie de **Medicina Saludable 2022** contiene una colección innovadora de textos con tres secciones: *Básico, Avanzado y Experto*. En cada título el autor, **Dr. Mario Vega Carbó,** recomienda alimentos, recetas, suplementos, rutinas de ejercicio, plantas medicinales y consejos para tratar de manera natural los problemas metabólicos y hormonales más comunes.

Otros libros de esta colección:

Medicina Saludable 2022:

- ✓ I. Colesterol y triglicéridos.
- ✓ II. Hígado graso.
- ✓ **III. Hipertensión arterial.**
- ✓ IV. Diabetes mellitus.
- ✓ V. Obesidad y sobrepeso.
- ✓ VI. Hipotiroidismo primario.
- ✓ VII. Tiroiditis de Hashimoto.
- ✓ VIII. Hipertiroidismo primario.
- ✓ IX. Osteopenia y osteoporosis.
- ✓ X. Cálculos renales.
- ✓ XI. Trastornos menstruales.
- ✓ XII. Ovarios poliquísticos.
- ✓ XIII. Fertilidad e infertilidad.
- ✓ XIV. Climaterio y menopausia.
- ✓ XV. Testosterona baja.

Otros Libros de Endocrinología

Disponible enlace en Amazon KDP: https://lnkd.in/eEMs5bJ

1. Una apuesta a la endocrinología natural.
http://rxe.me/GHRJ29
2. Respondo 1.500 preguntas sobre: Hormonas, metabolismo y nutrición.
http://rxe.me/BFCB11
3. Donde reina hormona...ficción basada en casos clínicos.
http://rxe.me/FY8PW1
4. S.O.S Tóxicos hormonales.
http://rxe.me/NB39TH
5. Develando mitos: Metabolismo, Endocrinología y Reproducción.
http://rxe.me/X54X2L
6. Hormonas, glándulas y enfermedades endocrinas. Su historia.
http://rxe.me/WH5B9S
7. Café, tabaco y alcohol : Sus trastornos metabólicos y hormonales.
http://rxe.me/X94J9Q
8. Alertas endocrinas.
http://rxe.me/PW28RS
9. Endocrinología 360: Volumen 1. Dietética, Metabolismo y Diabetes mellitus.
http://rxe.me/F6P81P
10. Endocrinología 360: Volumen 2. Tiroides, Paratiroides y Suprarrenales.
http://rxe.me/MNMXH6
11. Endocrinología 360: Volumen 3. Hipófisis, Ovarios y Testículos.
http://rxe.me/MY2R2F
12. Manual del nuevo coronavirus
https://www.amazon.com/gp/product/B08WK2HCK7/

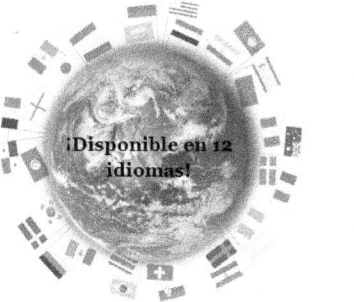

Español
Inglés
Portugués
Francés
Italiano
Holandés
Alemán
Ruso
Japonés
Mandarín
Hindi
Árabe

Formatos: eBook Kindle, Tapa Blanda y Audiolibros.
Disponible en: Amazon, Market Place de Facebook y Sitio web.

Presencia online

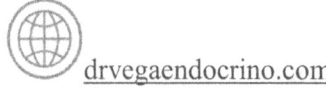 drvegaendocrino.com

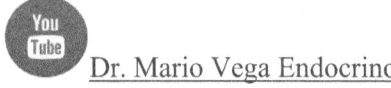 Dr. Mario Vega Endocrino

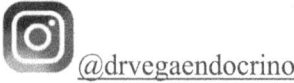 @drvegaendocrino

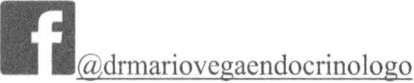 @drmariovegaendocrinologo

SINOPSIS

Las enfermedades cardiovasculares como el infarto de miocardio, el accidente vascular encefálico, la angina, la insuficiencia cardíaca, entre otras, representan la primera causa de muerte a nivel mundial en la población adulta, especialmente después de los 50 años. Aunque las causas son diversas, la hipertensión arterial es la condición más importante para aumentar el riesgo de estas enfermedades, por lo cual es fundamental detectarla a tiempo y tratarla adecuadamente.

La serie *Medicina Saludable 2022* en su tercer volumen presenta *"Hipertensión Arterial de forma natural"*, un libro del **Dr. Mario Vega Carbó** que explica desde el nivel básico al avanzado, qué es la presión arterial, cuáles son las causas de la hipertensión, y qué consecuencias trae para la salud, abarcando especialmente el tema de las enfermedades cardiovasculares. Este libro se enfoca en la importancia del tratamiento complementar, dieta balanceada y ejercicio físico regular, que son claves para mantener la salud cardíaca y pilares inseparables de los fármacos.

Son tres secciones que parten desde el conocimiento básico, el avanzado y la opinión del experto, destinado a todo tipo de público, con el objetivo de educar y fomentar hábitos de vida saludables que restauren y mantengan la salud cardiovascular y el bienestar general.

www.ingramcontent.com/pod-product-compliance
Lightning Source LLC
Chambersburg PA
CBHW052345220526
45465CB00003BA/959